Omer Engin

Gestão das Complicações da Cirurgia da Tiroide

Omer Engin

Gestão das Complicações da Cirurgia da Tiroide

ScienciaScripts

Cover image: www.ingimage.com

This book is a translation from the original published under ISBN 978-620-2-07934-1.

Publisher:
Sciencia Scripts
is a trademark of
Dodo Books Indian Ocean Ltd. and OmniScriptum S.R.L publishing group

120 High Road, East Finchley, London, N2 9ED, United Kingdom
Str. Armeneasca 28/1, office 1, Chisinau MD-2012, Republic of Moldova, Europe
Printed at: see last page
ISBN: 978-620-8-02907-4

Índice

Prefácio

Acreditamos que quando um cirurgião da tiroide se depara com uma complicação, o cirurgião deve ter os conhecimentos necessários para a gerir. O nosso objetivo ao escrever o livro é que todo o conhecimento sobre a gestão das complicações da cirurgia da tiroide seja escrito no livro. Os capítulos foram escritos com base nas últimas investigações médicas e nas experiências cirúrgicas dos autores.

Omer Engin,MD

Editor

Izmir, Turquia 2017

Autores:

Ayvaz Ulas Urganci,MD

Cirurgião Geral

Hospital Privado Tinaztepe, Departamento de Cirurgia, Izmir, Turquia

Cenk Sinan Atalay, médico

Cirurgião Cardiovascular

Hospital Estatal Buca Seyfi Demirsoy, Departamento de Cirurgia Cardiovascular, Izmir, Turquia

Ceyda Anar MD,

Pneumologista, Professor Associado

Dr. Suat Seren Chest Diseases and Surgery Training and Reseach Hospital, 2º Departamento de Doenças do Tórax, Turquia

Dogan Gonullu,MD

Cirurgião Geral, Professor Associado

Gaziosmanpasa Taksim Training and Research Hospital, Departamento de Cirurgia, Istambul,

Turquia

Ebru Cicek, MD

Radyologista

Hospital Estatal Buca Seyfi Demirsoy, Departamento de Radiologia, Izmir, Turquia

Ethem Bilgic,MD

Cirurgião Geral

Departamento de Cirurgia Geral do Hospital Estatal de Buca Seyfi Demirsoy, Turquia

Eyup Murat Yilmaz,MD

Cirurgião Geral, Professor Assistente

Departamento de Cirurgia Geral do Hospital Universitário Adnan Menderes, Turquia

Gokee A. Yildirim, MD,

Cirurgião otorrinolaringologista,

Hospital de Investigação e Formação de Bozyaka, Departamento de Otorrinolaringologia, Izmir, Turquia

Hilmi Gungor, MD

Cirurgião Geral

Universidade Katip Celebi, Izmir Ataturk Training and Research Hospital, Departamento de Cirurgia, Turquia

Mustafa Sahin, médico,

Cirurgião otorrinolaringologista, professor assistente,

Faculdade de Medicina da Universidade Adnan Menderes, Departamento de Otorrinolaringologia, Aydin, Turquia

Nalan GulsenUnal,MD

Gastroenterologista

Universidade Ege, Faculdade de Medicina, Departamento de Gastroenterologia, Izmir, Turquia

Oguzhan Sunamak, médico,

Cirurgião Geral,

Hospital de Formação e Investigação Haydarpasa Numune, Departamento de Cirurgia, Istambul, Turquia

Omer Engin, médico.

Cirurgião Geral

Hospital Estatal Buca Seyfi Demirsoy, Departamento de Cirurgia, Departamento de Cirurgia, Izmir, Turquia

Omer Ozutemiz,MD

Professor, Gastroenterologista.

Faculdade de Medicina da Universidade Ege, Departamento de Gastroenterologia, Turquia

S .Candan Engin,MD

Dermatologista

Izmir,Turquia

Sinan Anar MD,

Cirurgião torácico

Hospital de Formação e Investigação de Cigli, Departamento de Cirurgia Torácica, Turquia

S .Uma Shanker,M.B.,B.S., DNB., MRCS., FAIS.,FMAS,

Chefe do Departamento, Cirurgia Geral e Minimamente Invasiva, Lalitha Super Specialities Hospital, Guntur, Andhra Pradesh, Índia - 522 001.

Unal Kirisoglu, MD

Neurocirurgião

Hospital Estatal Buca Seyfi Demirsoy, Departamento de Neurocirurgia, Izmir, Turquia

Yusuf Erkan Ozbay,MD

Especialista em medicina nuclear

Hospital de Formação e Investigação de Tepecik, Departamento de Medicina Nuclear, Turquia

Capítulo 1

Lacerações do nervo recorrente e técnicas de reparação

Autor:

Omer Engin, MD

Cirurgião Geral

Hospital Estatal de Buca Seyfi Demirsoy, Departamento de Cirurgia, Turquia

Anatomia

Neste capítulo, pretende-se explicar a anatomia do nervo e as relações com outras estruturas anatómicas.

Os neurónios motores inferiores que surgem do núcleo ambíguo da medula dão ramos no nervo laríngeo recorrente (NLR) (1). O NLR corre no nervo vago e depois sai do vago e toma o nome próprio de NLR. O nervo vago é o décimo nervo craniano. O nervo craniano mais longo é o nervo vago. O vago tem fibras neurais aferentes e eferentes. O vago origina-se do núcleo ambíguo, do núcleo motor dorsal, do núcleo do trato solitário e do núcleo do trato espinal (2,3). O nervo vago viaja através do forame jugular. Este forame está localizado entre os ossos temporal e occipital(4).

Depois de sair do forame jugular, o nervo vago percorre o pescoço à direita e à esquerda. No pescoço direito e esquerdo, o vago percorre o lençol carotídeo que contém o nervo vago, a artéria carótida e a veia jugular. O nervo vago esquerdo desce anteriormente ao arco da aorta, enquanto o nervo vago direito segue anteriormente à artéria subclávia no tórax. O nervo vago dá origem a ramos no pescoço. Esses ramos são os ramos faríngeos, o nervo laríngeo superior, os ramos cardíacos superior e inferior. As fibras do NLR viajam com o nervo vago no pescoço e se dividem do nervo vago no tórax. Neste capítulo, serão fornecidas informações sobre o NLR. O NLS será explicado num outro capítulo (3,4).

Outro nome para o NLR é nervo laríngeo inferior. O NLR direito atravessa a superfície inferior da artéria subclávia direita e ascende em direção à laringe no sulco traqueoesofágico. Pode cruzar a artéria tireóidea inferior. Já o NLR esquerdo engancha-se ao redor do arco da aorta e também sobe em direção à laringe. O NLR esquerdo tem relação semelhante com a artéria tireóidea inferior, assim como o NLR direito(5).

O NLR entra na laringe posteriormente à articulação cricotireóidea. O trajeto do nervo até a laringe apresenta algumas variações(6). Durante sua ascensão até a laringe, os nervos geralmente se dividem em dois ou mais ramos antes de entrar na laringe(5). O nervo laríngeo não-recorrente foi raramente observado durante a tireoidectomia (0,52%). Esta anomalia foi observada mais freqüentemente no lado direito do que no lado esquerdo(7).

O NLR recebe suprimento arterial da artéria tireóidea inferior proximalmente e da artéria laríngea inferior distalmente. A artéria tireóidea inferior fornece o suprimento arterial ao nervo através dos ramos esofágico e traqueal(8).

O comprimento do RLN à direita e à esquerda é diferente. No lado direito, o seu comprimento é de cerca de 6,7 cm, enquanto no lado esquerdo é de cerca de 13,3 cm(9).

O NLR contém fibras motoras, sensoriais e parassimpáticas. O ramo interno fornece a sensação das cordas vocais e da área subglótica. O ramo externo envia fibras motoras para os músculos intrínsecos da laringe, exceto o músculo cricotiroideu. Esses músculos são o tireoaritenóideo, o cricoaritenóideo lateral e posterior, e o aritenóideo transverso e oblíquo(5).

O NLR contribui com ramos cardíacos. O nervo envia estas fibras depois de surgir das curvas do nervo vago à volta da artéria subclávia do lado direito e do arco aórtico do lado esquerdo(10).

O nervo laríngeo superior contém dois ramos: o nervo laríngeo interno (sensorial) e o nervo laríngeo externo (motor). A anastomose de Galeno é a conexão direta entre os ramos dorsais do nervo laríngeo interno e o

NLR(ll).

Como ocorrem as lacerações do NLR

A glândula tiroide tem uma rede arterial e venosa muito rica. Durante a operação, alguns cirurgiões podem optar pela ligadura da artéria tiroideia inferior (ATI) proximalmente. O RLN atravessa a ATI no seu trajeto, pelo que, quando a ATI é ligada, o RLN pode ser danificado. Se se pretender ligar a ATI proximalmente, deve ser efectuada uma boa exposição e a artéria deve ser muito bem isolada do tecido mais próximo. É preciso ter a certeza absoluta de que o objeto ligado deve ser verdadeiramente a artéria. Se tiver alguma dúvida, não deve proceder à ligadura.

Alguns cirurgiões ligam os ramos da ATI perto da glândula. Pode ser mais seguro, mas esta manobra consome mais tempo. Nesta situação, o nervo pode ser danificado, pelo que deve ser efectuada uma dissecção cuidadosa para evitar danos. Antes, o nervo pode ser dissecado para ver o nervo ou palpado para sentir o nervo com a ponta do dedo, e depois os ramos da artéria devem ser ligados. Nesta situação, a ligadura da artéria deve ser feita junto à cápsula da tiroide. Se a dissecção do tecido for feita de forma grosseira, o tecido dissecado é espesso e provavelmente o nervo não pode ser visto pelo cirurgião, pelo que pode ocorrer laceração do nervo. Se esta dissecção for efectuada com canetas mosquiteiras curvas de ponta fina, pode ser dissecado tecido fino e qualquer estrutura no tecido fino dissecado pode ser facilmente diagnosticada (Figura 1)

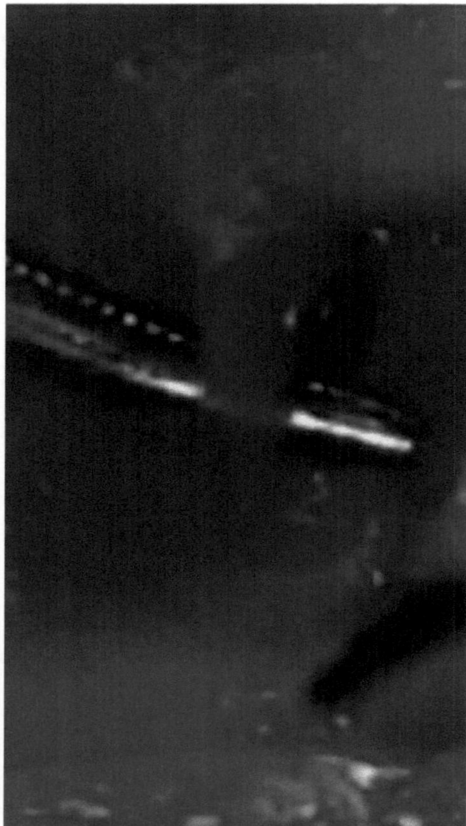

Figura 1: Dissecção de tecido fino

O diâmetro do NLR é, em média, de cerca de 2 mm (l-3 mm), pelo que o NLR pode ser facilmente reconhecido no tecido fino. (12).

O ligamento de Berry foi descrito pela primeira vez por Berry em 1888. O ligamento situa-se entre a glândula tiroide e a laringe-traqueia. O ligamento sai da glândula e liga-se à margem inferior do corno da cartilagem cricoide, perto do seu pólo, e estende-se ínfero-medialmente para a parede traqueal. (13)

Nas operações de tiroidectomia, a tração excessiva sobre a glândula pode causar uma lesão por estiramento do NLR pelo ligamento de Berry. O NLR bifurcado é particularmente propenso a lesões se a bifurcação do NLR ocorrer perto do ligamento de Berry. Podem ocorrer dois tipos de lesões. Uma lesão por estiramento de tipo 1 é causada por uma tensão direta no nervo devido ao estiramento do ligamento de Berry e apresenta um ponto de rutura no nervo. Uma lesão por estiramento do tipo 2 pode ser causada pela tração da parte distal do NLR, e não apresenta qualquer ponto de rutura ou alteração visual na exposição do NLR. Portanto, a tração excessiva não deve ser feita para prevenção do NLR(14)

Nalguns casos, o NLR pode estar irreconhecível. A monitorização do nervo é útil nestas situações, mas se não dispuser de um dispositivo de monitorização do nervo, o que deve fazer? As técnicas de localização do nervo serão explicadas no texto, mas de seguida são dados alguns conselhos:

Deve ser obtido um bom campo de visão para uma boa dissecção dos tecidos. Por isso, se ocorrer uma hemorragia indesejada, a hemostase deve ser efectuada enquanto se evita o dano tecidular mais próximo. Não se deve esquecer que a realização descuidada da hemostase pode levar à lesão do NLR. Uma boa exposição da área de operação é importante, assim como uma boa hemostasia. Uma boa exposição pode ser obtida com a utilização de retractores que ajudam a retrair os tecidos lateralmente, incisão cutânea suficiente no local da operação ou incisão dos músculos pré-laríngeos. Após a incisão na linha média, os músculos pré-laríngeos podem ser retraídos lateralmente para uma boa exposição do local da operação. Se a exposição não for suficiente para a dissecção dos tecidos, os músculos podem ser divididos. Não esquecer que os músculos podem ser divididos em 1/3 do terço superior para evitar a inervação motora. A incisão cutânea também é importante, uma vez que uma incisão curta efectuada por razões estéticas pode dificultar a operação, pelo que a incisão cutânea não deve ser nem curta nem longa, devendo ter um comprimento adequado (15,16,17).

A realização rápida de uma tiroidectomia não deve ser motivo de orgulho. O verdadeiro orgulho do cirurgião é a ausência de complicações na operação de tiroidectomia. Para tal, a tiroidectomia deve ser efectuada com toda a atenção. Deve ser dado tempo adequado para uma boa dissecção dos tecidos.

A lesão térmica na operação de tireoidectomia pode causar a paralisia do NLR. Como é que ocorre a lesão térmica? Há algumas décadas, não existiam dispositivos como o electrocautério, o bisturi harmónico de ultracisão, etc., pelo que não eram utilizados na operação para hemostase e dissecção. Consequentemente, não se registavam lesões térmicas. Graças à evolução tecnológica, estes dispositivos são atualmente utilizados nas operações, facilitando assim as cirurgias, mas trazendo algumas complicações, como as lesões térmicas. As lesões térmicas podem ocorrer em tiroidectomias abertas e endoscópicas, não esquecendo que esta complicação pode ser evitada na maioria das vezes. Na tiroidectomia endoscópica, a monitorização do nervo ajuda a prevenir as lesões térmicas. Na tiroidectomia aberta, a monitorização do nervo também ajuda a prevenir a lesão térmica, ou estes dispositivos não devem ser utilizados perto do NLR.

O NLR, enquanto passa para cima, para a laringe, pode ser anterior ou posterior à glândula tiroide ou pode ser rodeado pelo parênquima. Se o nervo não for visualizado ou monitorizado, fica vulnerável (18,19)

Alguns cirurgiões preferem a tiroidectomia subtotal ou quase total para evitar o RLN, mas não se deve esquecer que, se for colocada uma sutura de base larga no tecido tiroideu remanescente, a linha de sutura pode envolver o RLN e, consequentemente, pode ocorrer paralisia do RLN.

Quando se faz a dissecção do NLR, esta é feita suavemente, mas se for feita de forma brutal o nervo pode ser danificado. Por isso, é necessário evitar o comportamento brutal para prevenir a paralisia do NLR.

Quando a tiroidectomia é concluída, pode desenvolver-se uma hemorragia superficial no tecido remanescente.

Assim, o cirurgião quer controlar a hemorragia e pode escolher um electrocautério ou material de sutura. Durante a hemostase, pode ocorrer lesão do NLR. Tenha cuidado ao fazê-lo.

Lesões contundentes ou penetrantes no pescoço podem ocorrer na vida quotidiana. A lesão do NLR pode ser causada diretamente por eventos traumáticos agudos ou indiretamente pela pressão do hematoma e a reparação do NLR pode ser geralmente necessária numa operação de emergência. Durante a reparação da lesão traumática, se esta não for cuidadosamente dissecada, podem ocorrer danos no NLR

Como identificamos o nervo no intra-operatório

A identificação do NLR é importante para a prevenção da paralisia do NLR na operação de tireoidectomia. Existem algumas técnicas para a identificação do nervo, como se indica a seguir:

A) Palpação: Quando a glândula tiroide é separada lateralmente dos tecidos vizinhos e se a glândula for suavemente retraída medialmente, o NLR é palpado obliquamente à parte inferior da glândula. A palpação do nervo dá uma direção à operação para que a preservação do nervo seja possível. Não se deve esquecer que a tração excessiva do NLR pode causar danos no nervo.

B) Dissecção, isolamento e visualização do NLR: O NLR atravessa a artéria tiroideia inferior. O nervo pode ser encontrado neste ponto. A dissecção, o isolamento e a visualização do nervo devem ser efectuados com cuidado. Neste caso, o nervo pode ser danificado. A vascularização do nervo também é importante, pelo que se deve evitar a vascularização do nervo (Figuras 2, 3 e 4).

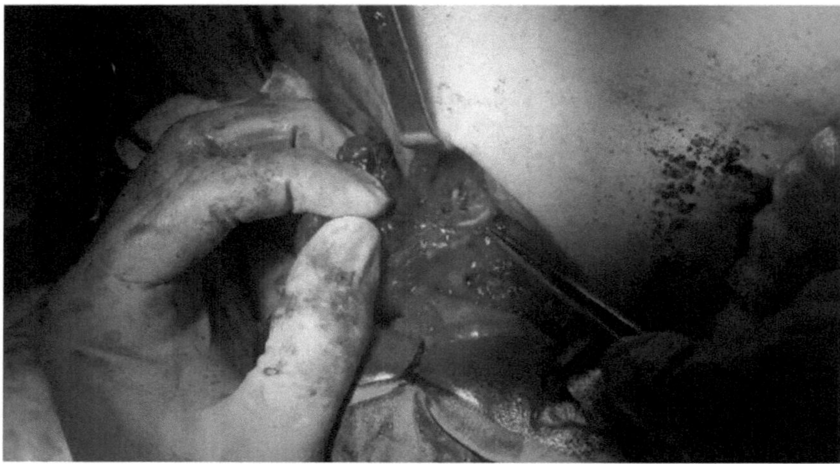

Figura 2: O RLN está na ponta do penset

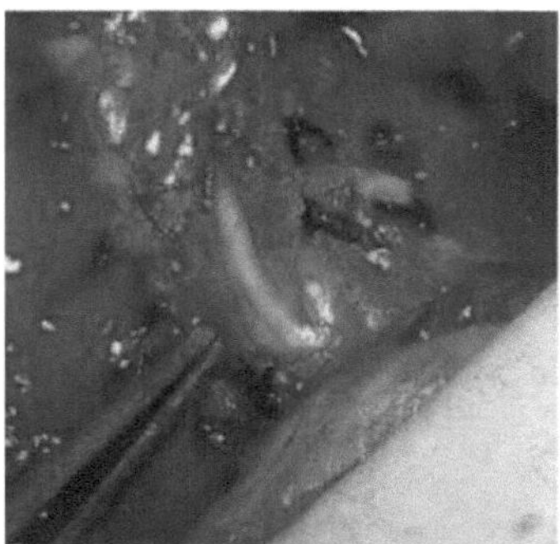

Figura 3: O RLN está na ponta do penset

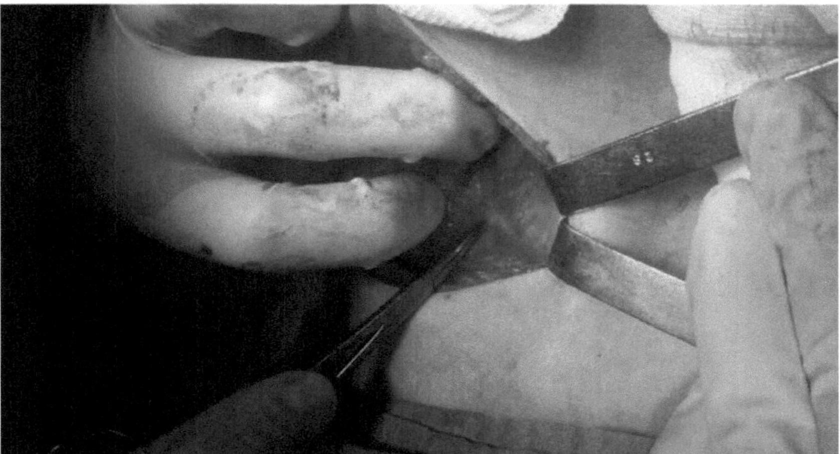

Figura 4: O RLN está na ponta do penset

C) O estimulador de nervos é colocado no NLR e o estímulo é efectuado com a sonda. Palpa-se a contração laríngea na face posterior da cartilagem cricoide durante a estimulação do NLR. O dedo examinador sente a contração do músculo cricoaritenóideo posterior.

D) A monitorização intra-operatória do nervo (IONM) é muito útil e pode ser utilizada com êxito em operações de tiroidectomia aberta e endoscópica.

E) Técnica intra-operatória de coloração com azul de metileno (MB). O corante MB pode ser administrado por via intra-arterial ou por pulverização. Sari et al publicaram um estudo clínico prospetivo em 2012. Utilizaram a técnica de pulverização de MB no intraoperatório para identificar o RLN e as glândulas paratiróides. Nessa técnica, o NLR e a artéria tireoidiana inferior não foram corados. (Figura 5) Na técnica de pulverização MB, as glândulas paratireoides foram lavadas com a coloração azul e voltaram à sua cor amarela original após 3 minutos. O tempo de lavagem da glândula tiroide não foi inferior a 15 minutos. O tempo de lavagem foi de cerca de 25 minutos para os músculos peritróideos, estruturas tendinosas e lipoides. (20,21)

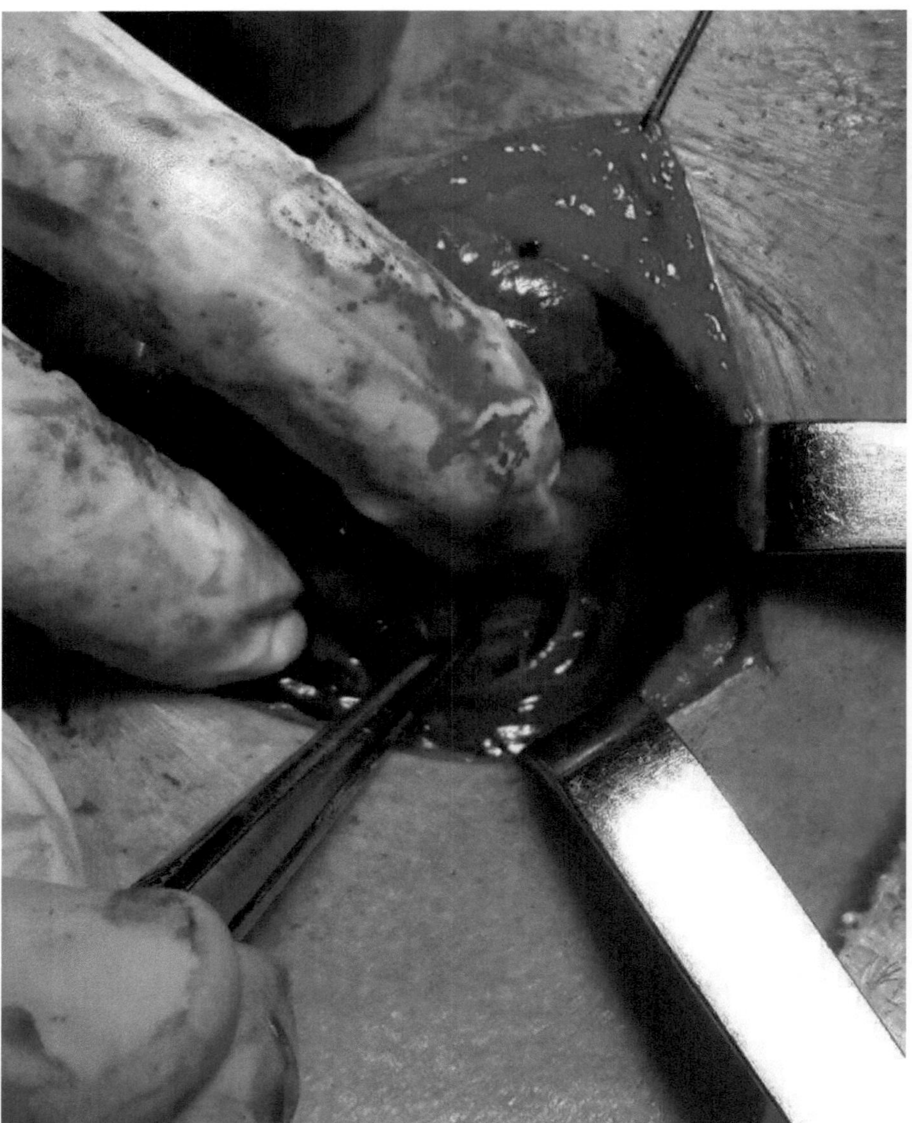

Figura 5: O RLN na ponta do penset não está tingido com azul de metileno.

Existem alguns passos operatórios da tiroidectomia que contêm grandes problemas difíceis para o cirurgião, o que deve fazer nesta situação? Estes problemas serão analisados em seguida:

Pergunta (P)l.)O cirurgião está a fazer uma operação de tiroidectomia e uma estrutura entra na glândula tiroide. Esta pode ser um nervo, uma artéria ou um ligamento fibroso. Não existe qualquer dispositivo de monitorização do nervo na sala de operações. O que é que o cirurgião pode fazer?

P 2.)O cirurgião cortou a estrutura ligamentar, mas depois disso ficou com a dúvida se se tratava de um nervo ou de uma artéria. Não existe nenhum dispositivo de controlo do nervo na sala de operações, o que pode o cirurgião fazer?

No QI, a estrutura não foi cortada, mas no Q2 foi cortada. Tratava-se de uma estrutura longa e fina, com uma cintura de cerca de 2-3 mm. Na situação pouco problemática, em primeiro lugar, o cirurgião deve olhar cuidadosamente para a estrutura. Tem pulsação? É transparente? Tem pequenas arteríolas à superfície? A coloração com azul de metileno pode ser utilizada para o diagnóstico diferencial.

No QI, a estrutura pode ser uma artéria ou um nervo. Se o cirurgião não conseguir decidir se é nervo ou artéria, pode optar por mais alguma dissecção para separar a estrutura dos tecidos vizinhos, de modo a ser mais fácil identificar se é nervo ou artéria.

Na Q2, o cirurgião pode observar cuidadosamente a estrutura cortada. Se tiver um lúmen, trata-se de uma artéria, mas se não tiver um lúmen, pode ser o NLR com elevada probabilidade. (22)

Técnicas de reparação de nervos:

A estrutura do nervo periférico contém endoneuro, perineuro e epineuro. O axónio é rodeado pelo endoneuro. O perineuro envolve vários fascículos primários. O epineuro forma uma bainha que envolve todos os troncos nervosos periféricos. (23)

A classificação das lesões dos nervos periféricos tem influência no prognóstico e no tratamento. As classificações foram inicialmente efectuadas por Seddon e depois modificadas por Sunderland.

Classificação de Seddons :

1.)Neuropraxia
2.)Axonotmese
3.)Neurotmese

Classificação de Sunderland: Tipo 1,2,3,4,5.

A seguir, são apresentados dois tipos de classificação:

Sunderland	**Seddon**	**Lesões**		**Potencial de recuperação**
I	Neuropraxia	desmielinização segmentar		A tempo inteiro (1 dia a 2 meses)
II	Axonotmese	tubo endoneurial intac		A tempo inteiro (2 a 4 meses)
III	Axonotmese	descontinuidade do tubo endoneural, perineuro e epineuro intactos		Lento - incompleto (1 ano)
IV	Axonotmese	epineuro intacto		Neuroma em continuidade
V	Neurotmese	Perda de		Nenhum

		continuidade		

(14,24,25,26,27)

Como se pode diagnosticar uma lesão do NLR?

A interrupção macroscópica do NLR pode ser diagnosticada pelo cirurgião no intra-operatório e a terapia cirúrgica é efectuada, mas algumas situações, como a neuropraxia ou a axonotmese, não podem ser diagnosticadas na visão macroscópica do nervo, que é diagnosticada pelo dispositivo IONM no intra-operatório. O sistema IONM pode detetar o ponto de interrupção da condução no NLR. Alguns dos maiores danos no NLR são diagnosticados no período pós-operatório.(14)

Alguns investigadores demonstraram que a administração sistémica de nimodipina melhora a regeneração e a recuperação funcional após a lesão do NLR a nível experimental. No doente, a nimodipina tinha sido avaliada após lesão da laringe recorrente, pelo que a administração de nimodipina após lesão axonal de um nervo periférico melhora provavelmente o resultado funcional. (28)

Se o NLR for transsectado, recomenda-se que seja suturado.

A transsecção pode ser diagnosticada no intraoperatório ou no pós-operatório. O que é que podemos fazer?

A ft é o melhor diagnóstico intra-operatório da transecção do NLR porque a reparação do nervo pode ser feita imediatamente.

Diagnóstico intra-operatório da transsecção:

Se forem encontradas as extremidades proximal e distal do NLR transsectado e se estas extremidades forem aproximadas sem tensão, as duas extremidades são suturadas. O material de sutura pode ser 10/0 ou 9/0 ou 8/0 ou 7/0 de polipropileno, consoante a espessura do nervo. A agulha deve ser de ponta redonda. Não deve ser utilizada uma agulha afiada para a sutura primária do nervo. O NLR é fino, pelo que as suturas podem ser colocadas no epineuro. Duas ou quatro suturas podem ser suficientes para a sutura inicial do NLR.

Encontram-se duas extremidades, mas não se aproximam sem tensão:

A sutura sem tensão é importante, pelo que, nesta situação, não se deve efetuar uma sutura primária. O que é que se pode fazer? Enxerto de nervo? Rotação do retalho do nervo?

O padrão de ouro para o tratamento do defeito do nervo é a utilização de enxerto de nervo autólogo. Por vezes, pode ser utilizado um conduto sintético ou tecido não neural para o enxerto. A literatura médica fornece informações detalhadas sobre o assunto(29,30,31).

Alguns autores preferem a colheita do enxerto do nervo sural, sendo as alterações isquémicas da pele uma contraindicação marcada para esta colheita do nervo. O neuroma e a dificuldade de esconder a longa cicatriz podem ser vistos como uma complicação.(32)

O nervo sural é o dador mais comum de enxertos nervosos, enquanto outros enxertos, como o nervo cutâneo antebraquial lateral e o nervo cutâneo antebraquial medial, podem ser utilizados para enxertia. (33)

Se a extremidade proximal não for visualizada mas a extremidade distal for encontrada, o que pode ser feito para o tratamento?

Nesta situação, a sutura primária e o enxerto de nervo livre entre as duas extremidades proximal e distal não podem ser realizados porque a extremidade proximal não é encontrada. Mas devemos aplicar todos os métodos científicos necessários para encontrar a extremidade proximal do NLR. A exploração das extremidades proximal e distal pode ser efectuada no intraoperatório ou no pós-operatório. A exploração intra-operatória pode ser efectuada mais facilmente porque as alterações tecidulares ainda não começaram, ao passo que no período pós-operatório começam as alterações tecidulares e a cicatrização da ferida e pode começar a fibrose.

No período intra-operatório, em primeiro lugar, a área da operação pode ser limpa com soro fisiológico para uma melhor visualização. Podem ser utilizadas lentes de aumento para a exploração dos nervos. Se a extremidade distal foi encontrada, a extremidade proximal transectada pode estar próxima da extremidade distal, pelo que os tecidos transectados devem ser cuidadosamente examinados. É verdade que o vaso transeccionado tem lúmen, mas o nervo transeccionado e as bandas fibróticas não têm lúmen, pelo que os bordos transeccionados devem ser melhor visualizados para exame e deve procurar-se se têm lúmen. Outra forma de encontrar o nervo é a monitorização do nervo. A monitorização intra-operatória do nervo (IONM) é utilizada para a extremidade distal do nervo transeccionado, mas a IONM não é utilizada para encontrar a extremidade proximal do nervo porque a extremidade proximal não tem um órgão final, como os músculos da laringe. Os nervos isolados sem órgãos terminais (músculos) podem ser encontrados com o teste de velocidade de condução nervosa intracelular, mas este teste não pode ser utilizado na operação da tiroide, uma vez que atualmente é utilizado in vitro. É necessária muita investigação laboratorial e clínica experimental.

No período pós-operatório, não se encontra tecido fresco na área da operação. Dependendo do tempo recente, as alterações teciduais podem ocorrer desde edema tecidual até fibrose. A localização do nervo pode ser impossível com o tempo recente. No pós-operatório, podem ser efectuados os mesmos métodos que no intra-operatório para encontrar a extremidade proximal do nervo. Se a extremidade proximal não for encontrada com todos os tipos de esforços, o que pode ser feito?

O órgão responsável pela produção da voz é a laringe, pelo que a inervação da laringe é muito importante. Devido ao facto de a extremidade distal do NLR ser visualizada, pode optar-se pela transposição do nervo. Existem muitas pesquisas clínicas e experimentais para o tratamento desta situação.

Anastomose da ansa cervical ao NLR distal:

A anastomose da ansa cervical com o NLR é uma das técnicas de reinervação laríngea mais populares. A ansa cervical é composta pelo ramo descendente do nervo hipoglosso (12º nervo craniano) e pelo ramo cervical do plexo cervical. As fibras motoras da ansa cervical inervam a maior parte dos músculos infra-hióideos. Durante a operação, é aberta a fáscia entre o músculo da correia e o músculo estromastóideo. A ansa cervical é geralmente vista através da fáscia que cobre a artéria carótida comum ou a veia jugular. O ramo principal tem dois a três sub-ramos e inerva as porções inferiores dos músculos esterno-hióideo, esterno-tireóideo e omo-hióideo, podendo ser transeccionado na bifurcação e mobilizado livremente para a preparação da anastomose. Sob um microscópio cirúrgico, o NLR pode ser dissecado retrogradamente e as extremidades nervosas do coto distal do NLR devem ser preparadas com ressecção do tecido cicatricial até as fáscias. O coto distal do NLR pode ser anastomosado ao ramo principal da ansa cervical com 3-5 pontos epineurais de fio de poliprolileno 10-0. As transferências nervosas devem ser suficientemente longas para acompanhar os movimentos laríngeos durante a deglutição.

Wang et al publicaram um estudo clínico em 2011. Operaram 237 pacientes com lesão do NLR. Obtiveram bons resultados clínicos. Outros autores também obtiveram bons resultados clínicos(34,35,36,37,38,39)

Anastomose hipoglosso-para-RLN:

Paniello et al realizaram anastomose entre o N hipoglosso (12º nervo craniano) e o coto do NLR no lado da laringe em 9 pacientes. Obtiveram resultados bem sucedidos. Esta operação tem alguma morbilidade devido à utilização do N hipoglosso. Se a lidocaína do N hipoglosso for aplicada no pré-operatório, esses sintomas podem ser evitados. Outro ponto importante é que o comprimento do coto do NLR deve ser de no mínimo 3 cm para uma anastomose livre de tensão. (40)

Se a extremidade proximal for visualizada mas a extremidade distal não for encontrada, o que pode ser feito para o tratamento?

O mais importante é a reinervação dos músculos da laringe. Se a extremidade distal do NLR não for encontrada, pode optar-se por outro método:

Técnica de implantação do nervo

Su et al efectuaram a implantação do nervo em 10 doentes. Deram aos pacientes um período mínimo de 12 meses após o início da paralisia para permitir uma possível reinervação ou compensação espontânea. Operaram 10 pacientes, mas 8 deles (80%) apresentaram melhora na qualidade fonatória. Descreveram a técnica operatória da seguinte forma: primeiro, preparação da ansa cervical. Dissecaram os músculos esterno-hióideo e esterno-tiroideu para expor os ramos subjacentes da Ansa Cervicalis (AC). Se o estimulador de nervos não conseguir demonstrar suficientemente os ramos nervosos, referiram que a raiz superior da AC na bainha da carótida foi utilizada como nervo dador na operação descrita. Afirmaram que a descida da raiz superior da AC pode ser seguida ao longo do pescoço ao longo da sua relação íntima com os grandes vasos. A terminação nervosa do nervo dador foi cortada por Su at al, sem qualquer fragmento muscular ou bainha perineural redundante deixada ao microscópio. Foi feita uma pequena janela de aproximadamente 1cmx0,5cm na cartilagem tiroide do lado paralisado. Esta janela era 0,3 cm superior ao bordo inferior da lâmina da cartilagem tiroide para expor o músculo tireoaritenóideo. Abriram o pericôndrio da tiroide e asseguraram a hemostase antes da implantação do nervo. Em seguida, realizaram a sutura de ancoragem do coto do nervo no músculo alvo com 2 pontos de fio de nylon 8-0 sob o microscópio.(41)

Ansa cervical ao pedículo neuromuscular tireoaritenoideu:

O pedículo muscular do nervo pode ser feito usando um ramo da ansa cervical com um pedaço do músculo esterno-hióideo, que é um pedaço de 3x3mm no ponto de entrada do nervo no músculo para reinervação laríngea. É aberta uma mini-janela na asa da tiroide ao nível da prega vocal. Em seguida, o retalho é implantado com fios de nylon 8-0 no músculo tireoaritenóideo sob orientação microscópica. Nesta técnica operatória, os autores relataram resultados bem sucedidos. Nesta operação, Yumato at al adicionou adução da aritenoide de acordo com o método de fsshiki et al. (42,43,44,45,46)

Se os dois extremos não são visualizados, o que podemos fazer?

O comportamento é o de que a extremidade distal do NLR não é encontrada

Temos de apresentar a investigação experimental em animais. Algumas delas são apresentadas de seguida:

Anastomose do nervo frénico com o NLR

Engin et al publicaram uma pesquisa experimental em coelhos em 2010. Realizaram uma operação em que o nervo frénico foi rompido distalmente e transposto para a laringe e a extremidade proximal do nervo frénico foi anastomosada à extremidade distal do NLR. Obtiveram resultados bem-sucedidos, mas esta operação tem morbidade dependendo da rutura do nervo frénico(47).

Enxerto de nervo livre

Engin et al realizaram uma investigação experimental em coelhos e publicaram-na em 2014. Utilizaram enxerto de nervo livre entre as extremidades proximal e distal do NLR e entre o nervo frénico e a extremidade distal do NLR. A revascularização dos enxertos nervosos começa no terceiro dia de pós-operatório. Se o diâmetro do enxerto de nervo livre exceder 0,5 cm, a revascularização pode ser difícil e pode ocorrer necrose central. Por isso, o diâmetro ideal do enxerto deve ser de 2-3mm. Os enxertos nervosos mais curtos têm melhores resultados. Por outro lado, os enxertos nervosos livres podem ter até 25 cm de comprimento. Não se deve esquecer que enxertos nervosos livres longos podem não ter bons resultados. Foram criados 3 grupos experimentais:

Primeiro grupo: O NLR foi rompido e foi feito um defeito de 1 cm. O enxerto de nervo livre foi anastomosado lado a lado entre o lado do nervo frénico e a extremidade proximal do enxerto de nervo livre. Em seguida, a extremidade distal do enxerto de nervo livre foi anastomosada à extremidade distal do NLR. O epineuro do nervo frénico foi erodido com bisturi para expor as fibras nervosas antes da anastomose.

Segundo grupo: O NLR foi rompido e foi feito um defeito de 1 cm. O enxerto de nervo livre foi anastomosado entre as extremidades proximal e distal do NLR.

Terceiro grupo: O RLN foi rompido e foi feito um defeito de 1 cm. Este grupo foi criado como um grupo de controlo.

O resultado deste estudo experimental em coelhos mostra que o primeiro e o segundo grupos tiveram resultados positivos (48).

Como resultado, a reinervação é eficaz no tratamento da paralisia das pregas vocais. Neste domínio, as investigações clínicas e experimentais devem ser efectuadas de forma contínua para obter melhores resultados (39).

Referências:

1. THIRLWALL, Andrea Simone. Síndrome de Ortner: uma revisão centenária da paralisia unilateral do nervo laríngeo recorrente secundária a doença cardiotorácica. The Journal of Laryngology & Otology, 1997, 111.9: 869-871.

2. RUTECKI, Paul. Bases anatómicas, fisiológicas e teóricas para o efeito antiepilético da estimulação do nervo vago. Epilepsia, 1990, 31.s2.

3. Anatomia do Nervo Vago.Atualizado: Aug 17, 2015.Autor: Ted L Tewfik, MD; Editor Chefe: Arlen D Meyers, MD, MBA mais... http://emedicine.medscape.com/article/1875813-overview?pa=BwqaNsVR9SPRz5 HgehZsU6aWVlHWlhVM35uCJ dqeF aoKa2gx IZj iV5Q0tL zuuloBiZ6JrSUVN6BjNBbSLauCBbOwhd8Mdk7tVO%2FdkscsGC4%3D

4. Richard Camara e Christoph J. Griessenauer.Anatomia do Nervo Vago. ImTUBBS, R. Shane, et al. (ed.). Nerves and Nerve Injuries: Vol 1: História, Embriologia, Anatomia, Imagem e Diagnóstico. Imprensa académica, 2015. Pp:385-96

5. ARDIT0, Guglielmo, et al. Anatomia revisitada dos nervos laríngeos recorrentes. The Americanjoumal of surgery, 2004, 187.2: 249-253.

6. MILLER, Frank R. Anatomia cirúrgica das glândulas tiroide e paratiroide. Otolaryngologic clinics ofNorthAmerica, 2003, 36.1: 1-7.

7. HENRY, Jean-François, et al. O nervo laríngeo inferior não recorrente: revisão de 33 casos, incluindo dois do lado esquerdo. Cirurgia, 1988, 104.6: 977-984.

8. MONFARED, Ashkan, et al. Anatomia microcirúrgica dos nervos laríngeos superior e recorrente. Neurosurgery, 2001, 49.4: 925-933.

9. ASGHARPOUR, Elham, et al. Pontos de referência do nervo laríngeo recorrente revisitados. Head & neck, 2012, 34.9: 1240-1246.

10.DE GAMA, B. Z.; LAZARUS, L.; SATYAPAL, K. S. El Nervio Laríngeo Recurrente Cardiaco en Fetos. International Journal ofMorphology, 2014, 32.2: 415-419.

11.Ashton AQ (2013) Issues in Anatomy, Physiology, Metabolism, Morphology, and Human Biology [Questões de Anatomia, Fisiologia, Metabolismo, Morfologia e Biologia Humana]. Edições Scholary, EUA p:215

12.Gregory W. Randolph.Cirurgia das glândulas tiroide e paratiroide. Elsevier 2O13.p:311

13.Leow CK, Webb AJ. O ligamento tiroideu lateral de Berry International surgery 1998;83:75-8

14.CHIANG, Feng-Yu, et al. O mecanismo de lesão do nervo laríngeo recorrente durante a cirurgia da tiroide - a aplicação da neuromonitorização intra-operatória. Cirurgia, 2008, 143.6: 743-749.

15.MORAN, Joseph C.; SINGER, John A.; SARDI, Armando. Bócio retroesternal: uma revisão institucional de seis anos. The American Surgeon, 1998, 64.9: 889.

16.CHENG, Leo H.-H.; HUTCHISON, Iain L. Cirurgia da tiroide. British Journal of Oral and Maxillofacial Surgery, 2012, 50.7: 585-591.

17.Topai Y. A artéria tiroideia inferior do tronco do músculo tiroideu é uma das mais importantes do mundo.

A doença do seio laríngeo inferior no pós-operatório é um problema de saúde pública. http://www.istanbulsaglik.gov.tr/w/tez/pdf/genel_cerrahi/dr_yunus_topal.pdf

(disponível em agosto de 2017)

18.HISHAM, Abdullah N.; LUKMAN, Mohd R. Recurrent laryngeal nerve in thyroid surgery: a critical appraisal. ANZjoumal of surgery, 2002, 72.12: 887-889.

1 9.SAKR, Mahmoud (ed.). Cirurgia de Cabeça e Pescoço e Endócrina: Da apresentação clínica ao sucesso do tratamento. Springer, 2016.p:227-8

20.LV, Bin; ZHANG, Bin; ZENG, Qing-Dong. Tireoidectomia total endoscópica com monitorização intraoperatória do nervo laríngeo. Revista internacional de endocrinologia, 2016, 2016.

21.Sari, Serkan, et al. Tireoidectomia segura com pulverização intraoperatória de azul de metileno. Thyroid research, 2012, 5.1: 15.

22.I Mohamad, M Musa, S Hassan. Uma Causa Rara de Paralisia das Cordas Vocais devido a um Pequeno Nódulo da Tiroide. O Jornal da Internet de Cirurgia de Cabeça e Pescoço. 2008 Volume 3 Número 2

23.http://www.sciencedirect.com/topics/neuroscience/endoneurium (disponível em 7 de agosto de 2017)

24.http://www.eiomr.org/JOMR/archives/2011/l/el/v2nlelht.htm (disponível em 7 de agosto de 2017)

25.https://www.slideshare.net/manireshi/facial-nerve-and-its-disorders-69908960 (disponível em 7Aug2017)

26.https://www.phvsio-pedia.com/Classification of Peripheral Nerve Iniury (disponível em 7 de agosto de 2017)

27.http://digitalcommons.unl.edu/cgi/viewcontent.cgi?article=1002&context=usuhs (disponível em 7 de agosto de 2017)

28.Mattsson, Per, Jonas Hydman e Mikael Svensson. "Recuperação da função laríngea após lesão intraoperatória do nervo laríngeo recorrente". Gland Surgery 4.1 (2015): 27

35.PMC. Web. 14 de agosto de 2017.

29.XU, Haixing, et al. Conduta condutora de PPY/PDLLA para regeneração de nervos periféricos. Biomaterials, 2014, 35.1: 225-235.

3 0.SEDAGHATI, Tina; JELL, Gavin; SEIFALIAN, Alexander M. Nerve regeneration and bioengineering. 2014.

31.MUHEREMU, Aikeremujiang; AO, Qiang. Passado, presente e futuro dos condutos nervosos no tratamento da lesão do nervo periférico. BioMed research international, 2015, 2015.

32.EROVIC, Boban M.; LERCHER, Piero. Enxerto de nervo sural. In: Manual de Reconstrução de Cabeça e Pescoço com Retalhos Regionais e Livres. Springer Vienna, 2015. p. 63-65.

33.POPPLER, Louis H., et al. Alternativas aos enxertos do nervo sural na extremidade superior. Hand, 2015, 10.1: 68-75.

34.Wang W, Chen D, Chen S, Li D, Li M, Xia S, et al. (2011) Reinervação laríngea utilizando a Ansa Cervicalis para paralisia unilateral das pregas vocais relacionada com a cirurgia da tiroide: Uma análise de resultados a longo prazo de 237 casos. PLoS ONE 6(4): el9128. doi:10.1371/joumal.pone.0019128

35.http://www.dicle.edu.tr/Contents/fb9b5923-6e84-4edd-b659-e4591fffab6a.pdf (disponível em 17Ago2017)

36.MARIE, Jean-Paul. Reconstrução nervosa. In: Cirurgia da Laringe e da Traqueia. Springer Berlin Heidelberg, 2009. p. 279-294.

37.LORENZ, Robert R., et al. Anastomose do nervo laríngeo ansa cervical para o nervo laríngeo recorrente para paralisia unilateral das pregas vocais: experiência de uma única instituição. Annals of Otology, Rhinology & Laryngology, 2008, 117.1: 40-45.

38.LEE, Walter T., et al. Resultados da ansa para reinervação do nervo laríngeo recorrente. Otolaryngology-Head andNeck Surgery, 2007, 136.3: 450-454.

39.AYNEHCHI, Behrad B.; MCCOUL, Edward D.; SUNDARAM, Krishnamurthi. Revisão sistemática das técnicas de reinervação laríngea. Otolaryngology-Head and Neck Surgery, 2010, 143.6: 749-759.

40.PANIELLO, Randal C. Reinervação laríngea com o nervo hipoglosso: II. Avaliação clínica e experiência inicial do paciente. The Laryngoscope, 2000, 110.5: 739-748.

41.Su WF, Hsu YD, Chen HC, et al. Reinervação laríngea por implante do nervo ansa cervical para paralisia unilateral das cordas vocais em humanos. J Am Coll Surg 2007;204:64 -72

42.Yumoto E, Sanuki T, Toya Y, Kodama N, Kumai Y. Implantação de retalho pediculado nervo-músculo combinado com adução da aritenoide. Arch Otolaryngol Head Neck Surg. 2010;136(10):965-969. doi:10.1001/archoto.2010.155

43.https://www.slideshare.net/khairallahaoucar/vocal-cord-paralysis-44437977 (disponível em 21 de agosto de 2017)

44.Tucker HM. Resultados a longo prazo da reinervação do pedículo nervo-músculo para paralisia da laringe. Ann Otol Rhinol Laryngol 1989;98: 674 - 6.

45.Maronian N, Waugh P, Robinson L, et al. Achados electromiográficos na reinervação do nervo laríngeo recorrente. Ann Otol Rhinol Laryngol 2003;112:314 -23.

4 6 May M, Beery Q. Reinervação do pedículo músculo-nervo da laringe. Laryngoscope 1986;96:1196-200.

47.ENGIN, Omer, et al. Anastomose do nervo frénico-recorrente em modelos animais com corte unilateral do nervo recorrente. Indian Journal of Surgery, 2010, 72.5: 362-366.

48.ENGIN, Omer, et al. O enxerto neural livre para laceração do nervo recorrente Estudo experimental em coelho. Annali italiani di chirurgia, 2015, 86: 563-569.

Capítulo 2

TRATAMENTO DAS LESÕES DO NERVO LARÍNGEO SUPERIOR

Autor

Hilmi Gungor,MD,Cirurgião Geral.

Katip Celebi University, Faculdade de Medicina, Izmir Ataturk Training and Research Hospital, Departamento de Cirurgia, Turquia

ANATOMIA E TRAJECTO DO NERVO LARÍNGEO SUPERIOR

O nervo laríngeo superior é um dos primeiros ramos do nervo vago e se ramifica cerca de 36 mm abaixo do forame jugular e cerca de 40 mm acima da bifurcação carotídea, próximo à metade inferior do gânglio nodoso do nervo vago [1,2]. Após este trajeto, o seu curso continua caudalmente 1,5 cm a partir das artérias carótidas mediais e divide-se em ramos interno e externo ao nível do osso hioide [3]. O ramo interno é mais espesso.

O ramo interno (SLNIB), que penetra na membrana da tiroide juntamente com a artéria laríngea superior, entra na laringe e separa-se nos ramos superior e inferior. Ele fornece inervação sensorial para a laringe supraglótica e glótica. O ramo interno funde-se com os ramos sensoriais do nervo laríngeo recorrente para fazer a anastomose de Galeno. Como está localizado nas regiões superior e medial, há pouco risco de lesão durante a tiroidectomia.

O ramo externo (SLNEB), que recebeu o nome da artista de ópera Amalita Galli Curci, que desenvolveu lesão do nervo laríngeo superior após a cirurgia de tiroidectomia em 1930 e terminou a sua carreira artística, avança posteriormente à artéria tiroideia superior depois de se separar do nervo laríngeo superior. O seu trajeto é anterior à parte inferior da cartilagem tiroideia e roda para baixo no bordo do músculo constritor inferior da faringe. A proximidade do nervo com este músculo continua em vários níveis. O nervo penetra no músculo cricotiroideu, geralmente atravessando posteriormente a artéria tiroideia superior ao nível do pólo superior da tiroide e fornece a inervação motora deste músculo. O NLEB também fornece ramos para o músculo construtor inferior da faringe e para o plexo faríngeo. Situa-se no triângulo esterno-tiroideu-laríngeo definido por Moosman e DeWeese no seu trajeto (4). Os limites deste triângulo são as fibras do músculo esternotiroideu na face anterior, o músculo construtor da faringe inferior medial e o músculo cricotiroideu na face medial e o pólo superior da tiroide na face lateral.

Sanudo e colaboradores demonstraram que o RELN se inclina ao longo da membrana cricotiroideia e inerva o músculo tireoaritenóideo anterior após a inervação do músculo cricotiroideu em cerca de 70 % dos casos (5).

Foram criadas classificações que explicam a relação entre o RELN e as estruturas ambientais. A classificação cirúrgica mais comum do RELN foi criada por Cemea et al. De acordo com a classificação de Cemea, o RELN atravessa os vasos superiores da tiroide 1 cm acima da glândula tiroide superior em %23 dos grandes bócios e em %68 dos pequenos bócios (Tipo 1). Além disso, o SLNEB atravessa 1 cm abaixo do pólo superior em 15% dos grandes bócios e em 18% dos pequenos bócios (Tipo 2A). Por fim, o SLNEB atravessa o pedículo superior da tiroide ao lado do bordo superior do pólo superior da tiroide em %54 dos grandes bócios e em %14 dos pequenos bócios (Tipo 2B). Os tipos 2A e 2B são mais susceptíveis a lesões iatrogénicas devido ao trajeto magro (6).

Para além da classificação Cemea, Kiemer e colegas criaram uma classificação que incluía o curso de 4th tipos de SLNEB. Os tipos 1, 2 e 3 do Cemea de Kiemer correspondiam aos tipos 1, 2A e 2B, enquanto no tipo 4 o SLNEB atravessa a artéria tiroideia superior ao nível do pólo superior da tiroide, o que foi observado em 13% dos casos (7).

A classificação criada por Friedman et al. examina a relação entre o RELN e o músculo construtor inferior da faringe e o músculo cricotireóideo. No tipo 1, o RENLS é completamente inferior à superfície do músculo construtor da faringe e alcança a caixa cricotireóidea. No tipo 2, o canelé atinge o músculo cricotireóideo penetrando no músculo construtor da faringe inferior 1 cm acima da junção do músculo construtor da faringe inferior com o músculo cricotireóideo. No tipo 3, o SLNEB penetra no lado superior do músculo construtor da faringe inferior e situa-se no interior do músculo. Os tipos 1, 2 e 3 foram observados em %22,5, %67,5 e %10, respetivamente (8).

O RENLS é importante para a cirurgia porque tem uma proximidade anatómica com os vasos tiroidianos superiores. Na maioria dos casos, o RENLS estende-se para a laringe medialmente e, por conseguinte, para o pólo superior da tiroide cranialmente, pelo que se deve ter cuidado em termos de danos iatrogénicos ao aproximar-se do pólo superior.

O comprimento total do RELN varia de 31,5 mm a 90 mm, e a largura varia de 0,2 mm a 0,8 mm (9). O RELN é alimentado pela artéria cricotireóidea, que é um ramo da artéria tireóidea superior.

FUNÇÃO DO NERVO LARÍNGEO SUPERIOR

O NLEB ajusta a tensão das cordas vocais e o tom de voz através da estimulação do músculo cricotiroideu. Quando o nervo é lesado, há uma diminuição da tensão da corda vocal no lado da lesão. Observa-se dificuldade nos sons agudos e rouquidão.

O NBEV recebe um ramo do gânglio simpático cervical superior durante o trajeto (no ponto em que cruza a parte posterior da artéria carótida interna posterior e o gânglio simpático cervical superior anterior). Este ramo também inerva a glândula tiroide e o corpo carotídeo (10).

As fibras motoras do NLEB são direcionadas para os músculos cricotiroideos (constituídos por duas partes: pars obliqua e pars reta) que ajustam a tensão e o comprimento da prega vocal. A espessura e a tensão da prega vocal (associadas à parte vocal do músculo tireoaritenoideo e ao músculo cricotireoideo) são responsáveis pelo tom da voz. Este está associado à frequência de vibração das pregas vocais (11). O músculo cricotiroideu aumenta a tensão da corda, prolongando-a, e é responsável pelo aumento da frequência principal da voz, proporcionando um som agudo.

LESÃO DO NERVO LARÍNGEO SUPERIOR

Especialmente o consumo de líquidos pode ser aspirado e a tosse pode ser observada com a lesão do ramo interno do nervo laríngeo superior, o que é muito raro durante a tiroidectomia. Não há problemas com a fonação.

As lesões do RELN causam alterações na capacidade de produzir som em tons agudos, bem como redução do tom e da qualidade. No entanto, as consequências clínicas de tais eventos variam muito e podem ser difíceis de avaliar / diagnosticar, os sinais clínicos podem variar de um som abafado detetável ou som fraco sem sinais clínicos (12).

Uma lesão unilateral de SLNEB, o outro lado normalmente compensa e a pessoa tem queixas óbvias para além da utilização da voz durante o trabalho. Ocasionalmente, pode haver fadiga, enrijecimento da rigidez e limitação do aumento do tom de voz ao falar. Na visão endoscópica destes doentes, a corda do lado afetado parece mais curta em tons altos. Devido à tensão assimétrica na corda com a corda de fonação em tons altos, a glote posterior é direcionada para o lado paralisado. A assimetria não ocorre no caso de paralisia bilateral, e a epiglote gira na laringe. O tom principal permanece baixo e o paciente não consegue emitir sons em tons altos porque as cordas não conseguem alongar-se (13).

É difícil avaliar a verdadeira prevalência das lesões do RSBL porque existem demasiadas diferenças metodológicas. Pensa-se que, de facto, esta varia entre 0% e 60% (13).

Os sintomas associados à disfunção do NLEB podem afetar profunda e negativamente a qualidade de vida em alguns casos. No entanto, a avaliação endoscópica pós-operatória (em oposição à lesão do nervo laríngeo recorrente) não pode mostrar achados padronizados fixos, os achados clínicos podem não ser precisos e, de facto, é difícil determinar a verdadeira incidência de comprometimento do nervo. (A lesão iatrogénica do NLEB é considerada a complicação mais imprevisível na cirurgia endócrina).

A taxa de lesão do nervo pode ser reduzida se, durante a dissecção do pólo superior da tiroide, se tiver o cuidado de proteger o RELN. Para um melhor controlo visual do RELN, deve dissecar-se o músculo estamo-tiroideu. Muitos cirurgiões da tiroide tentam evitar a lesão deste nervo ligando-o perto do pólo superior da tiroide. Mesmo na ligadura próxima do pedículo superior da tiroide, o risco de lesão do RELN é de pelo menos 20% quando não há controlo visual (14).

Existem três abordagens de técnicas cirúrgicas recomendadas para evitar danos:

1) Ligar as veias tiroideias superiores individualmente, o mais próximo possível da cápsula tiroideia distalmente e sem necessidade de identificação visual do nervo.

2) Tentativa de visualizar o nervo antes de ligar o pólo superior

3) Utilização de estimulação eléctrica do nervo com visualização da contração do músculo cricotirotrófico através de eléctrodos endotraqueais de superfície (15).

Cemea e colegas relatam danos de 10 % até aproximadamente 30 % se o SLNEB não for visualizado no intraoperatório (6). Da mesma forma, Jansson e colegas relataram uma lesão transitória do NBEV em aproximadamente 60% dos casos e uma lesão sustentada do NBEV em aproximadamente 4% quando não houve visualização intraoperatória do NBEV (1). Não se deve insistir em procurar o nervo, pois o risco de lesão do nervo aumenta.

Após uma lesão transitória do FLNEB, pode haver melhorias vocais em alguns casos. Além disso, exercícios fonatórios podem melhorar o desempenho muscular residual. Infelizmente, quando a lesão do RELN é total e bilateral, não há como recuperar o pitch dinâmico do som. No entanto, dados promissores foram obtidos por al-Kashlan et al: Esses autores realizaram a reinervação seletiva do músculo cricotireoideo em uma amostra limitada com lesões vagais altas. Após o procedimento de restauração, observou-se que a qualidade do som recuperou electromiograficamente em todos os doentes (16).

No final da cirurgia, a monitorização intra-operatória do RELN pode proporcionar confiança na função neural pós-operatória: especialmente após a estimulação do RELN, uma contração positiva do cricotiroide é uma evidência fiável da preservação funcional do RELN.

Há estudos que demonstram que o NLEB se anastomosa com o nervo laríngeo recorrente, contribuindo assim para a inervação de outros músculos (17). Desta forma, movimentos muito ligeiros podem ser observados na corda mesmo que o nervo recorrente seja cortado.

LESÃO DO NERVO LARÍNGEO SUPERIOR, DIAGNÓSTICO E TRATAMENTO

O diagnóstico pode ser feito por laringoscopia indireta, estroboscopia e EMG laríngea. A EMG laríngea é usada como padrão-ouro para o diagnóstico de disfunção do RELN devido à sua capacidade de detetar achados de desnervação (1).

Para reduzir o risco de lesão do SLNEB, foram efectuadas várias abordagens cirúrgicas até ao momento: Aprovação do seu SLNEB e utilização de um estimulador do nervo ou neuromonitorização intra-operatória para mapeamento do nervo, ou seja, Além disso, os ramos vasculares superiores são ligados na cápsula da tiroide sem tentar ver o SLNEB (16).

Em particular, quando uma nova tecnologia/técnica é introduzida, a normalização é uma obrigação; em aspeto de muitas razões como segurança e interoperabilidade para manter os padrões alcançados, reprodutibilidade, e comparando os resultados baseados em evidências e metodologias cientificamente rigorosas.

É necessária uma técnica cirúrgica cuidadosa para proteger o músculo crico-tiroideu e o RELN e é importante ter conhecimento anatómico das diversas variações do RELN. O trajeto do RELNE deve ser detectado ou monitorizado para evitar potenciais lesões nervosas quando se aborda cirurgicamente o pólo superior. O espaço entre o pólo superior e o músculo cricotiroideu é avascular. A dissecção romba do pólo superior deve ser efectuada nesta área para proporcionar um controlo operacional claro e manter o triângulo esteroide-laríngeo (localização do SLNEB) sem lesões. Na maioria dos casos, não é necessária a divisão transversal dos músculos estreptocócicos e a tração suave do lóbulo latero-caudalmente pode garantir uma boa visão. A pesquisa visual neural é importante, mas é impossível em cerca de 20% dos casos porque os SLNEBs são subfasciais / intramusculares (8).

A dissecção do pólo superior da tiroide é mais arriscada para o SLNEB se houver um bócio grande ou um pescoço curto devido ao aumento da adesão do nervo à glândula tiroide. Especialmente se a glândula tiroide tiver mais de 100 g e houver uma variação do tipo 2B (mais suscetível a danos relacionados com a cirurgia), o risco é maior (até 54%) (6). Além disso, se os dispositivos à base de energia forem mal utilizados, existe um risco adicional de lesão neural iatrogénica por propagação lateral térmica.

Estão disponíveis várias opções de tratamento, desde vários procedimentos cirúrgicos a esteróides, tais como terapia da voz, medialização, laringoplastia, tiroplastia tipo 4 modificada e reversão utilizando a técnica do pedículo do músculo neural. O tratamento de primeira linha da lesão do nervo laríngeo superior é a terapia vocal. A cirurgia pode ser realizada em pacientes selecionados. Técnicas como a sutura do músculo tireo-hióideo à parte anterior da cricoide para elevar a cricoide e aduzir a cricoide anterior e a cartilagem tireóidea podem ser aplicadas (1, 18).

REFERÊNCIAS

1. Sulica L. O nervo laríngeo superior: função e disfunção. Otolaryngol Clin North Am. 2004; 37:183-201. [PubMed: 15062693]

2. Barczynski M, Bellantone R, Brauckhuff M, et al. Monitorização do ramo externo do nervo laríngeo superior durante a cirurgia da tiroide e paratiroide: Declaração de orientação das normas do Grupo Internacional de Estudo de Monitorização Neural: fONM durante a cirurgia da tiroide. Laryngoscope. 2013; 123:S1-S14. [PubMed: 23832799]

3. Jansson S, Tisell LE, Hagne I, et al. Lesões parciais do nervo laríngeo superior (NLS) antes e depois da cirurgia de tireoide. World J Surg. 1988; 12:522-526. [PubMed: 3420935]

4. Moosman DA, DeWeese MS. The Extenal laryngeal nerve as related to thyroidectomy (O nervo laríngeo externo relacionado à tireoidectomia). Surg Gynecol Obstet, 1968; 127.1011-6

5. J.-R. Sanudo, E. Maranillo, X. Le ~ on, R.-M. Mirapeix, C. Or ' us, ' e M. Quer, "An anatomical study of anastomoses between the laryngeal nerves," Laryngoscope, vol. 109, no.

6. pp. 983-987, 1999.

6. C. R. Cemea, A. R. Ferraz, S. Nishio, A. Dutra Jr., F. C. Hojaij, and L. R. M. Dos Santos, "Surgical anatomy of the external branch of the superior laryngeal nerve," Head & Neck, vol. 14, no.5,pp.380-383, 1992

7. A. C. Kiemer, M. Aigner, and M. Burian, "The external branch of the superior laryngeal nerve: its topographical anatomy as related to surgery of the neck," Archives of Otolaryngology- Head andNeck Surgery, vol. 124, no. 3, pp. 301-303, 1998

8. M. Friedman, M. N. Wilson, e H. Ibrahim, "Superior laryngeal nerve identification and preservation in thyroidectomy," Operative Techniques in Otolaryngology: Head and Neck Surgery, vol. 20, no. 2, pp. 145-151, 2009

9. X. Kochilas, A. Bibas, J. Xenellis, e S. Anagnostopoulou, "Surgical anatomy of the external branch of the superior laryngeal nerve and its clinical significance in head and neck surgery," Clinical Anatomy, vol. 21,no. 2, pp. 99-105, 2008.

10.S.-Q. Sun e R. W. H. Chang, "The superior laryngeal nerve loop and its surgical implications," Surgical and Radiologic Anatomy, vol. 13, no. 3, pp. 175-180, 1991.

11.K. H. Hong, H. K. Kim e Y. H. Kim, "The role of the pars reta and pars oblique of cricothyroid muscle in speech production", Journal of Voice, vol. 15, no. 4, pp. 512-518, 2001.

12.R. Marchese-Ragona, D. A. Restivo, I. Mylonakis et al., "The superior laryngeal nerve injury of a famous soprano, Amelita Galli-Curci," Ata Otorhinolaryngologica ftalica, vol. 33, no. l,pp. 67-71,2013.

13.Dursun G, Sataloff RT, Spiegel JR, Mandel S, Heuer RJ, Rosen DC. Nevreparalisia da laringe superior.J Voice, 1996; 10:206-11

14.M. Asgari, MHS. Shoushtari, M. Omidvar, GR Shamsaie, A. Talaiezadeh, D. Kashipazha, The Value of Identifying External Branch of Superior Laryngeal Nerve in Post-Operative Voice Performance: Um Ensaio Clínico Randomizado. Jentashapir J Health Res,7(6):e34799 ; 12, 2016

15.AS. Potenza, VJFA Filho, CR. Cemea Lesão do ramo externo do nervo laríngeo superior em cirurgia da tireoide . Cirurgia da glândula, 10.21037 12,2017

16.H. K. El-Kashlan, W. R. Carroll, N. D. Hogikyan, D. B. Chepeha, P. R. Kileny, e R. M. Esclamado, "Selective cricothyroid muscle reinnervation by muscle-nerve-muscle neurotization," Archives of Otolaryngology: Head and Neck Surgery, vol. 127, no. 10, pp. 1211-1215,2001.

17.Wu BL, Sanders I, MuL, BillerHF. O nervo comunicante humano. Uma extensão do nervo laríngeo superior externo que inerva a corda vocal. Arch Otolaryngol Head Neck Surg, 1994; 120:1321,8.

18.MI. Orestes,DK. Chhetri, Lesão do nervo laríngeo superior: efeitos, achados clínicos, prognóstico e opções de manejo. *Curr Opin Otolaryngol Head Neck Surg. 2014 dezembro; 22(6): 439-443*

Capítulo 3

Dissecção do pescoço e complicações:

Autor:

Omer Engin, MD

Cirurgião Geral,

Hospital Estatal de Buca Seyfi Demirsoy, Departamento de Cirurgia, Turquia

Anatomia:

A dissecção do pescoço consiste na remoção de metástases potenciais ou comprovadas nos gânglios linfáticos cervicais. O pescoço está dividido em seis níveis.

Nível 1: Pode ser dividido em la (grupo submental) e lb (grupo submandibular). O nível la é o triângulo submental, delimitado pelos ventres anteriores dos músculos digástricos e pelo osso hioide. O nível lb é o triângulo submandibular que é delimitado pelos ventres anterior e posterior dos músculos digástricos, pelo músculo estilo-hióideo e pela mandíbula superiormente

Nível 2: grupo jugular superior

Os gânglios linfáticos do nível II estão relacionados com o terço superior da veia jugular. O nível 2 é delimitado pela base do crânio acima e pelo bordo inferior do osso hioide abaixo. O bordo anterior é o bordo lateral do esterno-hióideo e do estilo-hióideo. O bordo posterior é o bordo posterior do músculo esternocleidomastoideu. O nível 2 é dividido pelo nervo acessório (11th nervo craniano) em 2a e 2b. O nível 2a é anterior ao nervo e o nível 2b é posterior.

Nível 3: grupo jugular médio

O nível III está localizado entre o osso hioide superiormente e um plano horizontal definido pela borda inferior da cartilagem cricoide. O bordo posterior é o bordo posterior do músculo esternocleidomastóideo. O bordo anterior é o bordo lateral do músculo esterno-hióideo.

Nível 4: grupo jugular inferior

O bordo inferior da cartilagem cricoide e a clavícula constroem os bordos superior e inferior, respetivamente. A borda anterior do nível 4 é o músculo esterno-hióideo, e a borda posterior é a borda posterior do M. Stemocleidomastoideus.

Nível 5:

Os limites do nível 5 ocorrem anteriormente pela borda posterior do músculo esternocleidomastóideo, posteriormente pela borda anterior do músculo trapézio e inferiormente pelo osso clavícula. É dividido em duas secções, 5a e 5b, por um plano horizontal que marca o bordo inferior do arco da cartilagem cricoide.

Nível 6: compartimento anterior ou central

O limite deste compartimento é constituído pelas artérias carótidas lateralmente, o osso hioide superiormente e a incisura supraesternal inferiormente (1,2,3,4)

Complicações:

Embolia aérea

Trata-se de uma complicação rara que se observa após lacerações de grandes estruturas vasculares venosas. O sistema arterial tem uma pressão elevada, enquanto a pressão é baixa na estrutura venosa e esta pressão venosa é mais baixa na fase diastólica do que na fase sistólica da vasculatura venosa. Se ocorrer uma laceração na parede venosa, o ar pode ser aspirado pela estrutura venosa. Os êmbolos de ar de grandes dimensões podem constituir um risco de vida. O dióxido de carbono expirado e a pressão arterial podem baixar subitamente. O dióxido de carbono corrente final é o valor da expiração. O êmbolo de ar entra na vasculatura venosa e vai para a aurícula direita e depois para o ventrículo direito, de modo que uma grande bolha de ar obstrui a saída cardíaca e depois do valor do dióxido de carbono corrente final e a pressão arterial sistémica pode cair devido ao facto de o sangue não poder ser ejaculado para o sistema arterial devido à obstrução da saída por uma bolha de ar.

O diagnóstico da embolia aérea pode ser efectuado através da auscultação com estetoscópio precordial. Outra forma de diagnóstico é a sonda Doppler precordial que pode detetar o sopro caraterístico da embolia venosa. A ultrassonografia com Doppler é outro método nos testes de diagnóstico. A ecografia com Doppler é sensível à deteção de ar intracardíaco. O tratamento da embolia aérea é importante porque a bolha de ar pode causar um resultado fatal. A entrada de ar no sistema deve ser controlada e interrompida.

O decúbito lateral esquerdo em posição de Trendelenburg pode ser eficaz ao permitir que o ar se desloque em direção ao ápice do ventrículo direito, aliviando assim a obstrução da via de saída pulmonar. Se for possível colocar um cateter venoso central no doente em posição de Trendelenburg e em decúbito lateral esquerdo, também conhecido como manobra de Durant, o ar do ventrículo direito pode ser aspirado. Finalmente, o ar intracardíaco e intrapulmonar pode exigir técnicas cirúrgicas abertas ou angiográficas. (5,6)

Hemorragia:

As complicações hemorrágicas podem desenvolver-se no intraoperatório ou no pós-operatório. A hemorragia intra-operatória pode ser de origem arterial ou venosa.

Quando a operação estiver concluída e a incisão da operação suturada, o dreno de sucção deve ser aberto e o dreno deve ser observado se o dreno está a aspirar o sangue antes de o doente ser acordado. Se o sangue aspirado for de grande volume, o local da operação pode ser aberto para hemostase.

O material de penso é importante para o diagnóstico precoce da hemorragia da ferida pós-operatória. Se o material de penso for escolhido fino, como um tampão de gaze de uma só camada, a hemorragia da ferida pós-operatória é diagnosticada mais cedo devido ao inchaço do local da operação. Mas se for escolhido exatamente o oposto, como um material de penso espesso, por exemplo 4 ou 5 tampões de gaze, o inchaço do local da incisão é ignorado e pode ocorrer um atraso no diagnóstico.

Nas operações de tiroidectomia ou dissecção do pescoço, quando a operação está a ser concluída, se os músculos da cinta forem suturados completamente na linha mediana, a hemorragia ocorrida pode causar compressão na traqueia, ao passo que se a linha de 1 ou 2 cm na parte inferior da linha mediana não for suturada, a hemorragia ocorrida entre a traqueia e o músculo da cinta pode passar para a área subcutânea através do orifício. Assim, o hematoma da ferida à volta da traqueia pode ser drenado, fazendo com que a sutura da pele seja removida mesmo que o doente esteja na cama no pós-operatório. Desta forma, o doente pode ser salvo da compressão traqueal. Depois disso, o doente pode ser enviado para o bloco operatório e a ferida é aberta em condições estéreis e a hemorragia é controlada por ligadura e cauterização direta ou infiltração dos tecidos circundantes com uma solução anestésica contendo epinefrina, mas não se deve esquecer que a realização de hemostase brutal em áreas muito próximas dos nervos pode causar lacerações nervosas, pelo que nestas áreas deve ser feita com cuidado.

Outro ponto importante sobre o fechamento dos músculos da alça é que se eles não forem suturados com comprimento suficiente na linha mediana, a pele pode aderir à traquéia através da linha não suturada e isso pode causar resultados cosméticos indesejáveis. (7,8,9,10)

Aumento da pressão intracaniana:

Se a veia jugular interna for ligada, a pressão intracraniana aumenta 3 vezes e se ambas as veias jugulares laterais forem ligadas, pode aumentar 5 vezes. Esta situação é geralmente temporária e pode normalizar-se em 24 horas. Se continuar, podem ser utilizados esteróides e manitol para o tratamento(3,ll).

Pneumotórax:

A pleura apical pode ser lesada se a dissecção do pescoço inferior for demasiado grande. A saturação de oxigénio pode diminuir durante a operação. A queda da aeração e os sons respiratórios podem ser auscultados com estetoscópio durante a operação. A radiografia direta do tórax pode ajudar a diagnosticar o pneumotórax. A radiografia póstero-anterior em decúbito lateral pode mostrar melhor o pneumotórax do que a posição de decúbito dorsal em doentes sob anestesia geral. No pós-operatório, a radiografia direta póstero-anterior do tórax em posição erecta ou a tomografia computorizada podem ser utilizadas para o diagnóstico. O tratamento do pneumotórax consiste na drenagem do ar livre. Para isso, pode-se utilizar aspiração com agulha, cateter de rabo de porco ou dreno torácico. (3,12,13,14,15,16)

Lesão do nervo:

Lesão do nervo acessório da coluna vertebral:

A laceração simples ou a perda de segmentos curtos podem ser tratadas por sutura primária ou enxerto de nervo. Se ocorrer uma grande perda de segmento, a reparação cirúrgica pode ser impossível e pode ser efectuada fisioterapia precoce.

As áreas onde a lesão do nervo acessório espinal pode ser frequentemente observada são o segmento superior anterolateral da veia intemaljugular e o segmento do nervo no músculo esternocleidomastoideu.

As consequências da lesão do nervo acessório espinal são a síndrome da mão no ombro, a dificuldade em encolher os ombros e a dor crónica no ombro.

Laceração do nervo frénico:

A laceração do nervo frénico provoca uma paralisia do diafragma do mesmo lado, pelo que a capacidade respiratória pode diminuir.

Lesão do nervo hipoglosso:

Este nervo é o 12th nervo craniano. A lesão do nervo causa paralisia da língua do mesmo lado.

Lesão do nervo lingual:

O resultado da lesão do nervo lingual são problemas de paladar. Uma lesão parcial pode causar parestesia e sensação de ardor.

Laceração do nervo vago:

É o 10^{oth} nervo craniano. A aspiração e os problemas de voz podem ser observados nos sintomas da lesão do nervo.

Lesão do plexo braquial:

No ombro, braço e mão, pode ocorrer perda motora e sensorial devido a lesão do plexo braquial. O tratamento consiste na reparação cirúrgica microvascular.

Lesão da cadeia simpática cervical:

A lesão da cadeia simpática cervical pode levar à síndrome de Horner. A síndrome de Homer apresenta sintomas como enoftalmia, anidrose, ptose e miose.

A neuropraxia pode curar-se em meses. A neurotémese e a axonotémese podem exigir uma intervenção cirúrgica (3,10,17,18)

Síndrome do seio carotídeo:

A cicatrização pós-operatória do seio carotídeo pode levar à sensibilidade dos barorreceptores. O resultado da sensibilidade pode causar hipotensão e bradicardia devido à pressão e manipulação.(3)

Complicações pulmonares:

A doença pulmonar obstrutiva crónica e o tabagismo são factores de risco. Como complicações podem surgir atelectasias, pneumonia, broncoespasmo e insuficiência respiratória. Estas situações requerem a consulta de um especialista em pneumologia(19,20,21).

Trombose venosa profunda:

A idade avançada, o longo tempo de operação, os antecedentes de trombose venosa profunda, a hipercoaguabilidade, etc., podem ser considerados factores de risco. A ligadura elástica ou a compressão pneumática intermitente das pernas podem ser utilizadas como medida profiláctica durante a operação. A ecografia com Doppler pode ser utilizada como exame de imagem radiológica. É necessária uma consulta de cirurgia cardiovascular. A trombose venosa profunda pode causar embolia pulmonar.(22,23)

Fístula quilosa:

Pode ocorrer uma lesão do ducto torácico durante a realização de uma dissecção do pescoço. Se o diagnóstico intra-operatório for efectuado, o tratamento cirúrgico é realizado na mesma altura. Se o diagnóstico intra-operatório não puder ser efectuado, o líquido quiloso será recolhido no dreno no pós-operatório. O tratamento conservador consiste na interrupção da ingestão oral ou dieta restrita em gorduras, somatostatina, nutrição parentérica, antibioterapia, etc. Se o tratamento conservador não for bem sucedido, as estruturas cervicais, como as artérias ou as veias, são afectadas. Pode ocorrer septicemia, hemorragia abundante e morte. Por conseguinte, se o tratamento conservador não for bem sucedido ou a recolha de drenagem atingir 60 ml por dia, o ducto torácico pode ser clipado por toracoscopia (24,25,26).

Gostaria de escrever a minha experiência sobre a fístula quilosa. Estava a fazer uma dissecção do pescoço num doente com metástases cervicais do Ca da tiroide. Durante a dissecção, vi líquido quiloso no pescoço. Explorei o pescoço e vi o ducto torácico. Depois liguei o ducto, mas o ducto tem uma parede muito fina, pelo que o ducto foi fraccionado devido à ligação, pelo que apliquei hemoclips para selar o ducto. Após a clipagem, a fístula quilosa parou. No pós-operatório, o doente não recebeu alimentação oral, mas comeu uma refeição abundante de gordura escondida de mim no terceiro dia de pós-operatório. Depois disso, foi drenado líquido quiloso abundante. Iniciei uma terapêutica conservadora, como a interrupção da ingestão oral, somatostatina, nutrição parentérica, antibióticos, etc. A fístula quilosa sarou com o tratamento médico ao fim de 5 dias.

Rutura da artéria carótida:

Radiação anterior, infeção secundária, mau estado metabólico podem causar rupturas na ferida da pele e pode ocorrer rutura da artéria carótida. Isto pode ser fatal. O controlo da hemorragia deve ser feito com urgência para salvar a vida(3,27).

Após o esvaziamento cervical, podem surgir seromas, infeção da ferida, edema linfático, necrose do retalho cutâneo, hipoparatiroidismo, recidiva, lesões dos nervos laríngeo recorrente e superior.

Referências:

1. Fagan J. ATLAS DE ACESSO LIVRE DE OTOLARINGOLOGIA, CIRURGIA OPERATIVA DA CABEÇA E PESCOÇO. MODIFIED & RADICAL NECK DfSSECTfON.2014 https://vula.uct.ac.za/access/content/group/ba5fblbd-be95-48e5-81be-586fbaeba29d/Modified%20and%20radical%20neck%20dissection%20technique.pdf

2. http://emedicine.medscape.eom/article/849834-overview#a2 (disponível em 7 de julho de 2017)

3. BAKSHf, Jaimanti, et al. Dissecção do pescoço - Técnicas e complicações. In: Dissecção do Pescoço-Aplicação Clínica e Avanços Recentes. InTech, 2012.

4. Inci N, Boyun diseksiyonlan, 2003. http://kbb.uludag.edu.tr/boyundiseksiyonlari.htm (disponível em 7 de julho de 2017)

5. Kerawala, Cyrus J, e Manolis Heliotos. "Prevention of Complications in Neck Dissection" [Prevenção de

complicações na dissecção do pescoço]. Head &Neck Oncology 1 (2009): 35. PMC. Web. 6 de setembro de 2017.

6. Gordy, Stephanie, e Susan Rowell. "Embolia aérea vascular". Jornal Internacional de Doenças Críticas e Ciência da Lesão 3.1 (2013): 73-76. PMC. Web. 6 de setembro de 2017.

7. CALO, Pietro Giorgio, et al. Tireoidectomia total sem esvaziamento cervical central profilático em câncer de tireoide papilar clinicamente nodoso negativo: é um tratamento adequado? Worldjoumal of surgical oncology, 2014, 12.1: 152.

8. LANG, Brian Hung-Hin, et al. Uma revisão sistemática e meta-análise do esvaziamento cervical central profilático na recorrência loco-regional a curto prazo no carcinoma papilar da tiroide após totaltiroidectomia. Tiroide, 2013, 23.9: 1087-1098.

9. KETCHAM, Alfred S.; HOYE, Robert C. Spontaneous carotid artery hemorrhage after head and neck surgery. The American Journal of Surgery, 1965, 110.4: 649-655.

10.SHAHA, Ashok R. Complicações da dissecção do pescoço para o cancro da tiroide. Anais de oncologia cirúrgica, 2008, 15.2: 397-399.

11.SEO, Bo-Yun; LEE, Chung-O.; KIM, Jin-Wook. Alterações na gestão e taxas de sobrevivência de pacientes com cancro oral: um estudo de 30 anos de uma única instituição. Jornal da Associação Coreana de Cirurgiões Orais e Maxilofaciais, 2016, 42.1: 31-37.

12.CHEN, Chia-Hung, et al. Pneumotórax espontâneo secundário: que condições associadas beneficiam do tratamento com cateter pigtail? The American journal of emergency medicine, 2012, 30.1: 45-50.

13.GAMMIE, James S., et al. The pigtail catheter for pleural drainage: a less invasive alternative to tube thoracostomy. JSLS: Journal of the Society of Laparoendoscopic Surgeons, 1999,3.1: 57.

14.ZENGERINK, Imme, et al. Toracostomia por agulha no tratamento de um pneumotórax de tensão em pacientes traumatizados: qual o tamanho da agulha? Journal of Trauma and Acute Care Surgery, 2008, 64.1: 111-114.

15.https://www.slideshare.net/atreya7/leam-chest-xray-with-its-normal-positioning- radioanatomy-58661086 (disponível em 7 de julho de 2017)

16.AEHLERT, Barbara. A prática paramédica atual: Acima e além. Jones & Bartlett Publishers, 2011.(https://books.google.com.tr/books?id=gA3mclmmXbAC&pg=PA477&lpg=PA477&dq=14+or+16+gauge+needle+is+inserted+above+the+2nd+or+3rd+rib+in+the+midclavicular+line&source=bl&ots=jnXGOlt Th-&sig=QGIRjDJAbOnjdqXpMAmNiLnOeA4&hl=tr&sa=X&ved=OahUKEwjm8MKW4ZfW AhVGKpoKHZxiC9sQ6AEINzAC#v=onepage&q=14%20or%2016%20gauge%20needle%20is%20inserted %20above%20the%202nd%20or%203rd%20rib%20in%20the%20midclavicular%201ine&f=false) (available at 7 July 2017)

17.CHEPEHA, Douglas B., et al. Avaliação funcional usando a Escala de Ombro de Constant após esvaziamento cervical radical e seletivo modificado. Head & neck, 2002, 24.5: 432-436.

18.LAUCHLAN, D. T.; MCCAUL, J. A.; MCCARRON, T. Neck dissection and the clinical appearance of post-operative shoulder disability: the post-operative role of physiotherapy. Europeanjoumal of cancer care, 2008, 17.6: 542-548.

19.SABATE, Sergi; MAZO, Valentín; CANET, Jaume. Previsão de complicações pulmonares pós-operatórias: implicações para resultados e custos. Opinião Atual em Anestesiologia, 2014, 27.2: 201-209.

20.ROCK, Peter; RICH, Preston B. Complicações pulmonares pós-operatórias. Current Opinion inAnesthesiology,2003, 16.2: 123-131.

21.CANET, J.; MAZO, V. Complicações pulmonares pós-operatórias. Minerva anestesiologica, 2010,76.2:

22.HEIT, John A., et al. Risk factors for deep vein thrombosis and pulmonary embolism: a population-based case-control study (Factores de risco para trombose venosa profunda e embolia pulmonar: um estudo caso-controlo de base populacional). Archives of internal medicine, 2000, 160.6: 809-815.

23.DENNIS, Martin, et al. The Clots in Legs Or sTockings after Stroke (CLOTS) 3 trial: um ensaio aleatório controlado para determinar se a compressão pneumática intermitente reduz ou não o risco de trombose venosa profunda pós-AVC e para estimar a sua relação custo-eficácia. Avaliação das tecnologias da saúde (Winchester, Inglaterra), 2015, 19.76: 1.

24.WILLEMSEN, H. W., et al. Thoracoscopic clipping of thoracic duct in a woman with persisting chylothorax. Nederlands tijdschrift voor geneeskunde, 2000, 144.53: 2564-2567.

25.ROH, Jong-Lyel; KIM, Dong Hyun; PARK, Chan IL. Prospective identification of chyle leakage in patients undergoing lateral neck dissection for metastatic thyroid cancer. Anais de oncologia cirúrgica, 2008, 15.2: 424-429.

26.ROH, Jong-Lyel; YOON, Yeo-Hoon; PARK, Chan II. Chyle leakage in patients undergoing thyroidectomy plus central neck dissection for differentiated papillary thyroid carcinoma. Annals of surgical oncology, 2008, 15.9: 2576-2580.

27.OKAMURA, Hiro-oki, et al. Exame histopatológico da rutura da artéria carótida após irradiação. ORL, 2002, 64.3: 226-228.

Capítulo 4

Complicações da tiroidectomia intratorácica

Autor: Omer Engin, MD

Cirurgião Geral

Hospital Estatal de Buca Seyfi Demirsoy, Departamento de Cirurgia, Turquia

O tórax situa-se entre o pescoço e o abdómen. O tórax pode ser definido como a cavidade e a parede torácicas. O esterno está localizado na parede torácica anterior. É constituído por três partes: o manúbrio, o corpo e o processo xifoide. A região mais larga e superior do esterno é o Manubrium stemi que forma articulações com as clavículas e o primeiro e segundo pares de costelas. Na borda inferior do manúbrio, há uma articulação com o corpo e o ângulo esternal (o ângulo de Louis) ocorre entre o manúbrio e o corpo. O corpo é a parte mais longa do esterno. A segunda costela articula-se com o ângulo esternal, ligando-se ao manúbrio e ao corpo esternal na articulação manúbrio-esternal. As cartilagens costais da segunda à décima costelas ligam-se ao corpo do esterno. O processo xifoide é a porção mais inferior e pequena do esterno. Os tendões dos músculos diafragma, reto abdominal e transverso abdominal estão ligados ao processo xifoide.(l,2)

O bócio intratorácico corresponde a mais de 50% da massa da glândula localizada abaixo da entrada do tórax. Este termo divide-se em bócio incompleto e bócio completo. Se a maior parte do bócio for visível no pescoço e se o pólo inferior da glândula for sub-submarino, subclavicular ou intratorácico, este bócio é um bócio intratorácico incompleto. Se o bócio estiver completamente dentro do mediastino e a parte superior for pouco palpável na incisura esternal, trata-se de bócio intratorácico completo(3)

A opinião geralmente aceite é que o tratamento médico é ineficaz para o bócio intratorácico, pelo que a supressão da tiroxina e a terapia de ablação não são úteis e a terapia com iodo radioativo pode causar inflamação aguda e inchaço da glândula com provável obstrução das vias respiratórias. Assim, diz-se que o tratamento do guatr intratorácico é cirúrgico, mas não há consenso sobre as indicações para a tiroidectomia. Alguns autores concordam que todos os doentes com bócio intratorácico devem ser operados, mas outros autores não aceitam esta opinião. É geralmente aceite que a evidência radiológica de um estreitamento traqueal significativo e de uma potencial obstrução das vias aéreas pode constituir uma indicação para a tiroidectomia em casos clinicamente assintomáticos. A compressão da traqueia pode ser um problema para a entubação, pelo que o anestesista deve ser cuidadoso.

Alguns autores consideram que as complicações após a tiroidectomia intratorácica são semelhantes às da tiroidectomia convencional. Mas, para além destas, podem ser acrescentadas algumas complicações como a compressão traqueal, complicações da toracotomia, etc. O hipoparatiroidismo pode desenvolver-se mais frequentemente na tiroidectomia intratorácica (5%-10%) do que na tiroidectomia padrão. A tiroidectomia é geralmente efectuada através de uma incisão no colarinho, mas por vezes pode ser necessária uma esternotomia em 5,5% dos doentes (4,5)

Pode ser necessária uma esternotomia parcial ou total para a operação do bócio intratorácico. A esternotomia parcial pode ser efectuada em forma de T.

É preferível uma incisão vertical mediana desde a incisura esternal até ao processo xifoide para a esternotomia mediana total. O esterno é dividido na linha média. Podem ocorrer hemorragias periosteais e da medula óssea. O retractor deve ser colocado na incisão, mas não se deve esquecer que, quando a retração é efectuada, é necessário ter cuidado para evitar rasgar os tecidos, com especial atenção para a veia inominada. Se ocorrer hemorragia de um vaso torácico interno, a hemorragia é controlada com um ponto em forma de 8. O fecho do esterno pode ser efectuado com um fecho simples com fio esternal ou com um fecho com fio em forma de 8

A esternotomia parcial com incisão transversal cervical (incisão em T esternal) pode ser preferida nas operações de bócio do mediastino superior. A esternotomia parcial pode ser alargada desde a incisura angular até ao 3rd ou 4th espaço intercostal. A extremidade inferior do esterno pode ser dividida com uma serra de Sarns até ao nível da quarta cartilagem costal. É utilizado um pequeno retractor torácico adequado para expor a área operada(6,7,8).

Lesão do plexo braquial

A lesão do plexo braquial pode desenvolver-se após a esternotomia mediana. Vander et al relataram que a esternotomia mediana pode causar fracturas da primeira costela e que estas fracturas podem estar associadas a lesões do plexo braquial. O resultado da pesquisa do autor é que a incidência de fracturas da primeira costela após esternotomia mediana pode ser reduzida quando o retractor esternal é colocado numa posição mais baixa e que a incidência de lesão do plexo braquial pode ser reduzida.(9)

Mediastinite:

A mediastinite é a complicação mais grave após a esternotomia mediana. A mediastinite leva ao prolongamento do internamento hospitalar e a uma maior mortalidade. A cultura de tecido ou líquido mediastinal, antibioterapia, desbridamento cirúrgico, terapia de ferida assistida por vácuo estão nas opções terapêuticas.(10,ll,12)

Traqueomalácia:

Pode-se dizer que a traqueomalácia é o colapso da parede traqueal. A cartilagem da parede da traqueia é macia e colapsa especialmente durante o aumento do fluxo de ar(13).

A traqueomalácia pode resultar de uma compressão prolongada por um aumento da glândula tiroide. No capítulo seguinte, serão apresentados conhecimentos pormenorizados.

O mais importante a dizer neste capítulo é que não deve ser deixado tecido tiroideu remanescente no tórax, porque se for necessária uma terapia radioactiva para o cancro da tiroide e for deixado tecido tiroideu remanescente no tórax, pode ser necessária uma re-estemotomia e uma tiroidectomia completa, operação que pode ter uma elevada morbilidade e mortalidade.

Referências:

1. http://www.innerbody.com/image_chestl/skell6.html (disponível em 12 de julho de 2017)

2. https://www.kenhub.com/en/library/anatomy/regions-of-the-thorax (disponível em 12 de julho de 2017)

3. PACE-ASC1AK, Pia; HIGGINS, Kevin. Gestão do bócio intratorácico. *Canadian Journal ofSurgery,* 2008, 51.5: Elll.

4. WANG, Liang-Shun. Tratamento cirúrgico de um bócio substemal. *Formosan Journal of Surgery,* 2012, 45.2: 41-44.

5. Nankee, Luke et al. "Substemal Goiter: Quando é necessária uma esternotomia?" *O Jornal de pesquisa cirúrgica* 199.1 (2015): 121-125. *PMC.* Web. 13 de setembro de 2017.

6. http://emedicine.medscape.eom/article/1972596-overview#a2 (disponível em 12 de setembro de 2017)

7. MILLER, J. I.; MANSOUR, K. A.; HATCHER, C. R. Incisão de esternotomia mediana em T para timectomia na miastenia gravis. *TheAnnals of thoracic surgery,* 1982, 34.4: 473-474.

8. Enon S. MEDlASTENiN ENDOKRIN TUMORLERI http://www.toraks.org.tr/uploadFiles/book/file/362011172941-124135.pdf (disponível em 12 de setembro de 2017)

9. VANDER SALM, T. J.; CUTLER, B. S.; OKIKE, O. N. Lesão do plexo braquial após esternotomia mediana. Parte II. *The Journal of thoracic and cardiovascular surgery,* 1982, 83.6: 914-917.

10.PETZINA, Rainer, et al. A terapia de feridas com pressão negativa para mediastinite pós-estemotomia reduz a taxa de mortalidade e a taxa de reinfeção do esterno em comparação com o tratamento convencional. *European Journal ofCardio-Thoracic Surgery,* 2010,38.1: 110-113.

11.VOS, Roemer J., et al. Encerramento assistido por vácuo da mediastinite pós-estemotomia em comparação com o acondicionamento aberto. *Cirurgia cardiovascular e torácica interactiva,* 2011, 14.1: 1721.

12.SINGH, Kimberly; ANDERSON, Erica; HARPER, J. Garrett. Visão geral e tratamento da infeção da ferida esternal. In: *Seminários em cirurgia plástica.* © Thieme Medical Publishers, 2011.p. 025-033.

13.http://emedicine.medscape.com/article/1004463-overview?pa=Scx2J5upYlIwvnBKQGfKfi2YLOoUyszwDNuXJuRcdiWrT737qcSspVqZEoP%2FrbxYKalSgzrpaKJnw3xDlmbxBvEiL5IM42L%2B9xlMlua7Glg%3D (disponível em 12 de setembro de 2017)

Capítulo 5

Reoperações na cirurgia da tiroide

Autor:

Omer Engin; MD

Cirurgião Geral

Hospital Estatal de Buca Seyfi Demirsoy, Departamento de Cirurgia, Turquia

Após uma operação de tiroidectomia, por vezes pode ser necessária uma reoperação precoce ou uma reoperação após anos. Neste capítulo, estes problemas serão investigados.

Como é que a necessidade operacional está a ser reconhecida?

Após a operação do Ca da tiroide ou da dissecção do pescoço, os doentes devem ser examinados para verificar se a terapia cirúrgica é insuficiente. O diagnóstico pode ser feito através de cintigrafia, exames de imagem radiológicos como a ultrassonografia, a tomografia computorizada, a biopsia por aspiração com agulha fina, etc. O bócio recorrente com nódulos pode ser observado após operações de tiroidectomia subtotal ao longo dos anos. O que deve ser feito?

Biópsia por aspiração com agulha fina: (FNAB)

A PAAF está a ser efectuada para diferenciar o nódulo se é benigno ou maligno. Se o nódulo for palpável, a PAAF pode ser feita diretamente com a palpação, mas se o nódulo não for palpável, deve ser feita com orientação por ultra-sons. Mesmo que o nódulo seja palpável, é aconselhável efetuar uma PAAF com orientação por ultra-sons. A PAAF tem algumas complicações. Estas são: lesão vascular, hematoma (Figura 1), infeção, penetração traqueal, implantação cutânea de carcinoma papilar da tiroide. A hemorragia é frequente em doentes que utilizam anticoagulantes, pelo que se deve questionar a utilização de anticoagulantes orais. Quando se efectua uma PAAF e o ar entra na seringa durante a pressão negativa na seringa, não se deve esquecer que a agulha da seringa entra na traqueia. Nesta situação, a seringa deve ser retirada, o doente deve ser colocado sob observação e pode ser iniciada antibioterapia profiláctica(1,2,3,4).

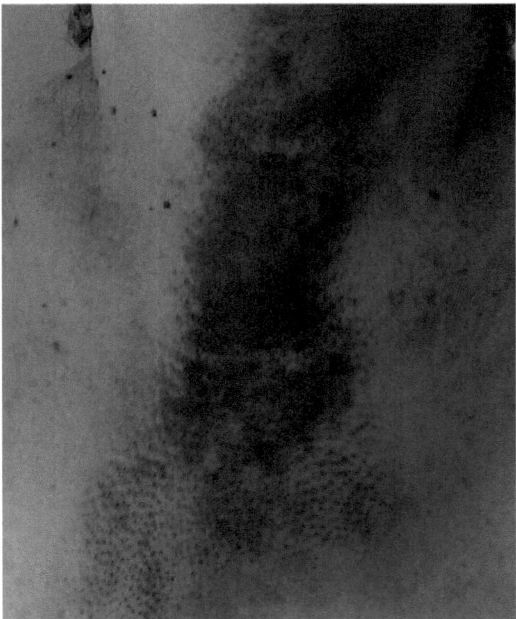

Figura 1: Hematoma após FNAB

Reoperação após operação insuficiente do Ca da tiroide:

Após a operação do Ca da tiroide, o I^{131} radioativo é administrado ao tecido tiroideu remanescente, mas se restar um tecido importante, o especialista em medicina nuclear pode pedir uma reoperação ou uma tiroidectomia completa. A ultrassonografia ou a cintigrafia podem ajudar a orientar o cirurgião. A monitorização intra-operatória do nervo é importante, especialmente para a prevenção do nervo laríngeo recorrente na tiroidectomia total.

A pulverização com azul de metileno pode ser útil para a prevenção de lesões nervosas e de lesões das paratiróides. Os métodos de imagiologia por fluorescência intra-operatória podem ser utilizados para a imagiologia e prevenção das glândulas paratiróides no intra-operatório (5,6)

Alguns autores sugerem que a tiroidectomia total deve ser realizada no prazo de 3 dias ou mais de 3 meses após a cirurgia primária, devido à morbilidade perioperatória e aos resultados oncológicos. (7)

Reoperação após dissecção do pescoço

O objetivo da reoperação é a remoção de toda a doença persistente ou recorrente do pescoço. A ultrassonografia, a TC e a PET-CT podem orientar a gestão da operação. Os casos de dissecção prévia do pescoço que desenvolveram tecido cicatricial e anatomia distorcida, pelo que o risco de lesão do nervo recorrente e hipoparatiróide aumenta com a reoperação após a dissecção do pescoço. Alguns autores aconselham a orientação cirúrgica para diminuir o risco de lacerações do tecido do pescoço(8,9).

Sippel et al utilizaram a injeção intra-operatória de corante guiada por ultra-sons para detetar pequenas recorrências de gânglios linfáticos não palpáveis. Foi efectuada uma ecografia pré-incisão no bloco operatório e foi injetado corante azul nos gânglios linfáticos anormais, guiada por ecografia. Sippel at al concluiu que a injeção de corante azul pode ser viável e muito útil para a identificação de recorrências linfonodais.(lO)

Triponez et al tinham inserido uma agulha de gancho com orientação por ultra-sons em pequenos cancros da tiroide recorrentes não palpáveis em gânglios linfáticos cervicais, que se provou serem cancros da tiroide recorrentes com FNAB no compartimento do pescoço previamente operado.(11)

Erbil et al efectuaram outro estudo clínico. Injectaram radiotraçador (coloide de rénio marcado com 99mTc) no nódulo patológico com orientação por US antes da operação. Fizeram a excisão radioguiada e depois controlaram se havia radioatividade na área da excisão(12).

Operação para bócio recorrente:

O bócio recorrente pode ser detectado após a tiroidectomia no período inicial ou após anos. Se a recorrência ocorrer no período inicial, pode ser considerada uma ressecção insuficiente ou malignidade. Se a recorrência ocorrer no período tardio, por exemplo, após anos, pode supor-se a existência de uma terapia de substituição hormonal pós-operatória irregular, transformação maligna e outros factores de risco.

As operações de bócio recorrente têm mais complicações, tais como lacerações do nervo recorrente ou hipoparatiróide ou lacerações de outros tecidos. Nos outros capítulos, são apresentadas em pormenor algumas recomendações, como a monitorização intra-operatória do nervo, etc. Nervo A dissecção, o isolamento e a visualização do NLR são importantes (Figura 2). Agora estas recomendações não são escritas novamente, mas alguns aspectos serão enfatizados para os cirurgiões.

As operações recorrentes requerem experiência em cirurgia da tiroide. A dissecção cuidadosa e minúscula dos tecidos (Figura 3) pode ser útil para reduzir as lacerações tecidulares intra-operatórias. A excisão de massas recorrentes da tiroide ou do tecido linfático pode exigir uma dissecção subcapsular ou perto da massa, uma vez que a dissecção longe da massa pode trazer algumas complicações.

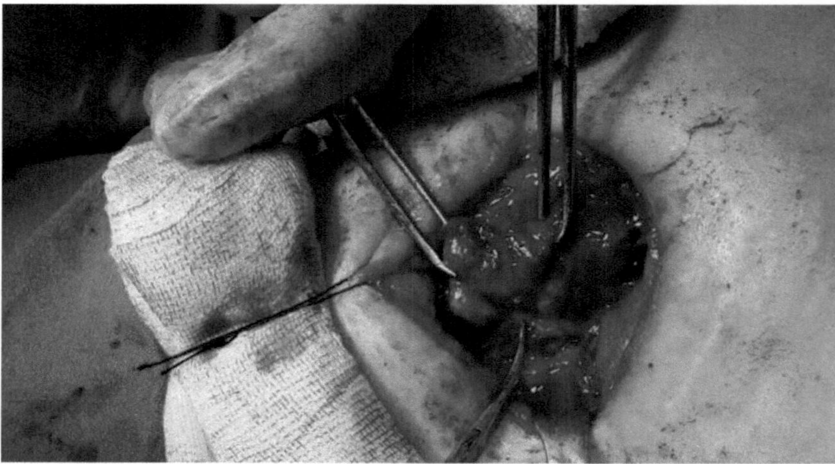

Figura 2: Visualização do nervo numa operação de bócio recorrente.

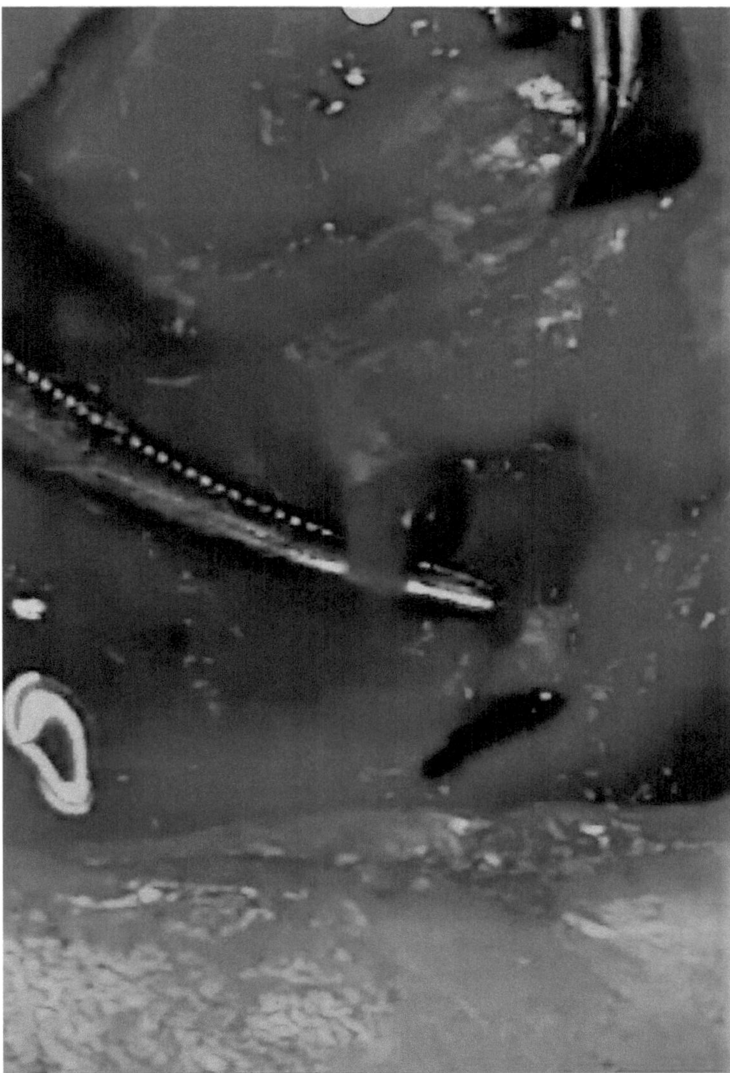

Figura 3: Dissecção fina na operação de bócio recorrente

Referências:

1. DANESE, Daniele, et al. Precisão diagnóstica da biópsia aspirativa por agulha fina de nódulos da tiroide convencional versus guiada por ecografia. Thyroid, 1998, 8.1: 15-21.

2. LEUNG, Angela M.; FARWELL, Alan P. Consequências insatisfatórias da biópsia aspirativa por agulha fina de nódulos da tiroide. Thyroid, 2008, 18.5: 491-492.

3. M1Z0KAM1, Tetsuya, et al. INCHAÇO AGUDO E TRANSIENTE DA TIRÓIDE SEGUIDO DE BIOPSIA DE ASPIRAÇÃO DE NÉDROIS FINOS: SUA PREVALÊNCIA, CARACTERÍSTICAS

CLÍNICAS E RESULTADOS ULTRASSONOGRÁFICOS. Relatórios de casos clínicos da AACE, 2017.

4. NA, Chan Ho, et al. Metástase de implantação cutânea de carcinoma papilar da tiroide após biópsia por aspiração com agulha fina. Anais de dermatologia, 2017, 29.1: 123-125.

5. DE LEEUW, Frederic, et al. Intraoperative near-infrared imaging for parathyroid gland identification by auto-fluorescence: Um estudo de viabilidade. Revista Mundial de Cirurgia, 2016, 40.9: 2131-2138.

6. Zhu, Jingqiang et al. "Declaração de consenso de especialistas sobre a proteção das paratiróides na tiroidectomia". Anais da Medicina Translacional 3.16 (2015): 230. PMC. Web. 19 de setembro de 2017.

7. GLOCKZIN, Gabriel, et al. Tireoidectomia completa: efeito do tempo nas complicações clínicas e no resultado oncológico em pacientes com câncer diferenciado de tireoide. World journal of surgery, 2012, 36.5: 1168-1173.

8. HUGHES, David T.; DOHERTY, Gerard M. Central neck dissection for papillary thyroid cancer. Cancer Control, 2011, 18.2: 83-88.

9 .SHEN, Wen T., et al. Central neck lymph node dissection for papillary thyroid cancer: comparison of complication and recurrence rates in 295 initial dissections and reoperations. Arquivos de cirurgia, 2010, 145.3: 272-275.

10.SfPPEL, Rebecca S., et al. Localização de cancro da tiroide recorrente utilizando injeção de corante guiada por ultra-sons intra-operatórios. Worldjoumal of surgery, 2009, 33.3: 434-439.

11.TRfPONEZ, Frederic, et al. Excisão guiada por agulha de gancho de cancro diferenciado da tiroide recorrente em compartimentos do pescoço previamente operados: uma técnica segura para doença recorrente pequena e não palpável. The Journal of Clinical Endocrinology & Metabolism, 2006, 91.12: 4943-4947.

12.ERBIL, Ye§im, et al. Excisão guiada por rádio de gânglios linfáticos metastáticos no carcinoma da tiroide: uma técnica segura para compartimentos do pescoço previamente operados. Revista Mundial de Cirurgia, 2010, 34.11: 2581-2588.

Capítulo 6

TIROIDECTOMIA ENDOSCÓPICA E TRATAMENTO DAS SUAS COMPLICAÇÕES

AUTOR

S.Uma Shanker, M.B., B.S., DNB, MRCS, FAIS, FMAS"

Chefe do Departamento de Cirurgia Geral e Minimamente Invasiva, Lalitha Super Specialities Hospital, Guntur, Andhra Pradesh, Índia - 522 001. Correio eletrónico - drsurgeon77@yahoo.co.in

INTRODUÇÃO

Os procedimentos minimamente invasivos para a tiroidectomia estão a ser realizados desde o final da década de 1990. Desde então, a tiroidectomia através de várias técnicas minimamente invasivas tem vindo a ser realizada cada vez mais em todo o mundo para condições benignas e malignas[1] . Estes procedimentos são aceites por muitos cirurgiões empenhados por três razões fundamentais: 1. **Cosmética** 2. **Menos dor** e 3. **Menor tempo de hospitalização.** Existem diferentes tipos de tireoidectomia *(Tabela -1)* realizados por método minimamente invasivo. Em termos gerais, são classificadas em abordagem cervical e extra cervical e cada uma tem as suas próprias vantagens e desvantagens[2] . A discussão sobre todos os tipos de procedimentos minimamente invasivos para a tiroidectomia está fora do âmbito deste capítulo, pelo que nos concentraremos apenas na tiroidectomia endoscópica (TE), abordada através da axila e da mama.

Tabela 1. Diferentes tipos de outros procedimentos minimamente invasivos para tireoidectomia.

I. MIVAT - Tireoidectomia minimamente invasiva assistida por vídeo '[13] .
2. SET- Scarless Endoscopic Thyroidectomy[4] .
3. ABBA- Abordagem Axilo Bilateral da Mama[5] .
4. BABA- Bilateral Axillo - Breast Approach '[67] .
5. HET- Hybrid-Type EndoscopicThyroidectomy[8] .
6. Abordagem axilar sem gás[9] .
7. TOVAT- Tireoidectomia assistida por vídeo transoral[10] .
8. BAVANS- Abordagem bidirecional da cirurgia do pescoço assistida por vídeo[11] .

Gagner et al[12] descreveram pela primeira vez um procedimento de paratiroidectomia subtotal endoscópica para um doente com hiperparatiroidismo em 1996. Huscher et al[13] realizaram a primeira cirurgia endoscópica da tiroide em 1997. Desenvolvido em Pisa, em 1999, por Miccoli et al[3] , o procedimento cirúrgico minimamente invasivo da tiroide mais frequentemente descrito é a tiroidectomia minimamente invasiva assistida por vídeo (MIVAT). Ikeda[14] e os seus colegas continuaram a avançar no domínio da cirurgia minimamente invasiva, relatando uma abordagem transaxilar em 2001 para lesões unilaterais da tiroide. A tiroidectomia endoscópica (TE) evoluiu gradualmente e é muito difícil para um jovem cirurgião aprender e realizá-la de forma independente, uma vez que estes procedimentos não são isentos de complicações. Neste capítulo, vamos discutir as indicações e contra-indicações da tiroidectomia endoscópica, a técnica operatória, as vantagens e desvantagens, a comparação com a técnica aberta, as complicações e o seu tratamento.

INDICAÇÕES E CONTRA-INDICAÇÕES

As indicações para a tiroidectomia endoscópica são diferentes das da tiroidectomia aberta, que não tem limitações. Baseia-se no tamanho da lesão, no tamanho da glândula, no estado patológico pré-operatório por FNAC e no estado nodal por radiologia. A ET é indicada (1) se o tamanho do tumor for inferior a 3,5 cm, (2) carcinoma papilar da tiroide (Tl) sem evidência de metástases locais e à distância e (3) volume da glândula inferior a 30 ml[1] . Devido ao avanço da tecnologia, a uma melhor familiarização com a anatomia endoscópica do retalho miocutâneo sobre a região peitoral e o pescoço, juntamente com a disponibilidade de dispositivos, a TE para tumores de 5 cm[15] ou de volume até 50 ml[16] pode ser operada com segurança. Do mesmo modo, a TE com dissecção nodal central pode ser realizada com segurança no caso de cancro da tiroide bem diferenciado (T3) localizado anteriormente[17] .

A tiroidectomia endoscópica está contra-indicada *(Tabela 2)* na tiroidite, em que a dissecção pode ser comprometida devido à aderência dos tecidos e à hemorragia, que impedem a visualização adequada do nervo laríngeo recorrente e das glândulas paratiróides[18] . Outras contra-indicações são a doença de Graves, indivíduos obesos, evidência de extensão subesternal da tiroide, história de irradiação e cirurgia cervicais prévias[17] , bócio benigno de grandes dimensões (>50 ml de volume), tumor maligno com evidência de metástases locais ou à distância e doença cardiorrespiratória grave em que a anestesia geral pode representar um risco de vida elevado. Apesar de os relatórios indicarem que a dissecção cervical nodal central e bilateral e a dissecção cervical radical modificada podem ser realizadas com segurança através de procedimentos endoscópicos assistidos por robótica '[1920] , não são amplamente aceites como a norma de tratamento para o carcinoma medular da tiroide[21] .

Tabela -2: Contra-indicações para a tiroidectomia endoscópica:

Contra-indicações relativas	Contra-indicações absolutas
1. Nódulos>5cms 2. Volume > 50ml 3. Obeso com pescoço curto 4. Sinais de tiroidite 5. Doença de Graves não controlada 6. Cancro da tiroide bem diferenciado >2cms sem evidência de invasão 7. Doentes com doença cardiorrespiratória	1. Extensão subesternal e retrofaríngea do tumor 2. Cirurgia ou radioterapia prévia do pescoço 3. Cancro da tiroide bem diferenciado com evidência de invasão local 4. Carcinoma medular da tiroide 5. Distúrbios da coagulação

grave	

TÉCNICA OPERATÓRIA

ANATOMIA CIRÚRGICA

A anatomia cirúrgica da tiroidectomia endoscópica é totalmente diferente da da técnica aberta. O cirurgião deve compreender claramente a anatomia cirúrgica desconhecida e a abordagem invulgar antes de proceder ao procedimento endoscópico. Ao contrário do método convencional, a tireoidectomia endoscópica é abordada a partir da axila e da região mamária, como mostra *a Figura -1.* É criado um túnel subcutâneo, a fáscia peitoral é levantada e a parte infraclavicular do músculo peitoral maior é exposta. Prossegue-se a dissecção craniomedialmente para ver a clavícula e as duas cabeças do músculo esternoclavicular. As duas cabeças do músculo esternocleidomastóideo são separadas de modo a expor os músculos da cintura que cobrem as glândulas tiróides. Os músculos da banda são divididos e é criado um espaço em toda a glândula tiroide. Os vasos superiores da tiroide, a veia média da tiroide e os vasos inferiores da tiroide são identificados para coagulação térmica e transecção. O nervo laríngeo recorrente e as glândulas paratiróides são identificados e

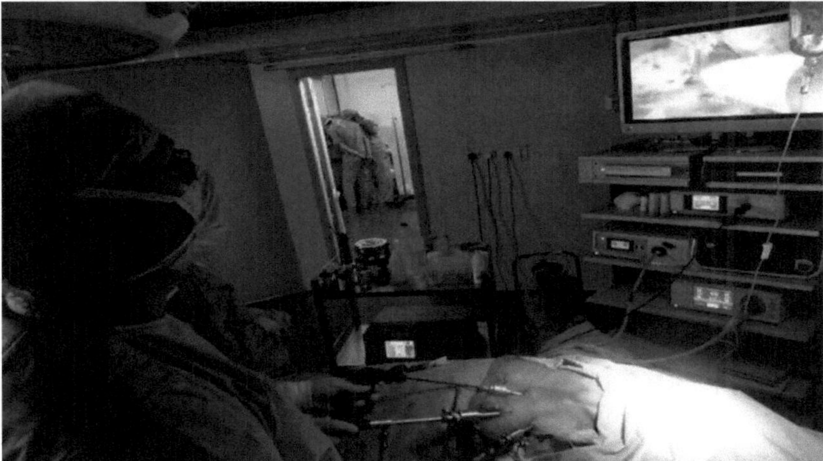

Figura -1: Posição do cirurgião, do monitor e dos trocartes durante a realização da hemitiroidectomia esquerda endoscópica.

preservada. A glândula tiroide é dissecada da ligação traqueal e o istmo é transeccionado do lobo oposto, em caso de hemitiroidectomia.

POSIÇÃO DO PACIENTE

O doente é deitado em posição supina com extensão do pescoço e adução do membro superior ipsilateral *(Figura -2)*. Mantém-se uma almofada por baixo do ombro e do pescoço para uma extensão suficiente do pescoço. Pinta-se a pele com iodopovidine a 10% e cobre-se com um pano *(Figura - 3)*. A posição do cirurgião operador é do lado da cirurgia e a do operador da câmara é do lado direito do cirurgião para a hemitiroidectomia direita e à esquerda do cirurgião para a hemitiroidectomia esquerda. O primeiro cirurgião assistente fica do lado oposto ao cirurgião e a equipa fica ao lado do operador da câmara, na direção do pé do doente. Recomenda-se a utilização de dois monitores; um em frente do cirurgião operador e outro em frente do primeiro cirurgião assistente (Figura -1).

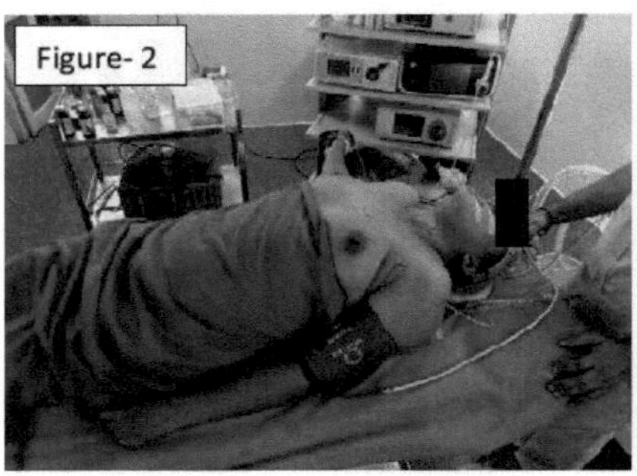

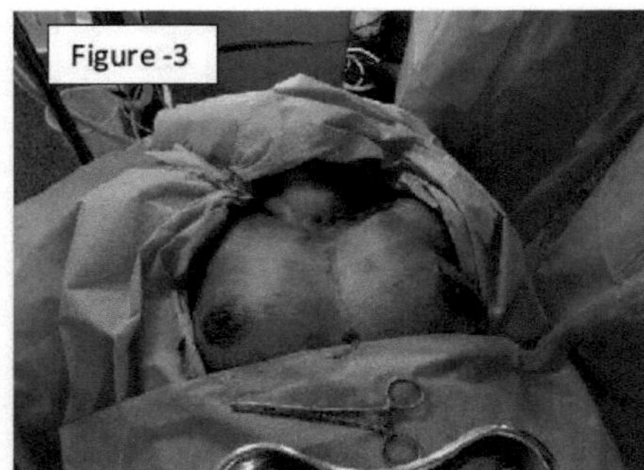

Figura - 2 e 3: Posição do doente e campo cirúrgico exposto após a colocação do campo cirúrgico, respetivamente.

INSTRUMENTOS NECESSÁRIOS

Para realizar a tiroidectomia endoscópica, necessitamos dos mesmos instrumentos que utilizamos em procedimentos laparoscópicos avançados. Um trocarte de porta ótica de 10/llmm, dois trocartes de porta de trabalho de 5mm, câmara e monitor HD, endoscópio flexível ou endoscópio de 45° para uma melhor visão, gancho monopolar de dissecção, pinças bipolares e monopolares de Maryland, bisturi harmónico ou de selagem de vasos de 5mm, cânula de sucção e saco de recolha de amostras. O conjunto de instrumentos para tiroidectomia aberta é mantido pronto, em caso de inevitabilidade.

PROCEDIMENTO

O doente é deitado em posição supina com extensão do pescoço e uma elevação da cabeça de 10-15°. O local da cirurgia é pintado e coberto com um campo cirúrgico que inclui todo o pescoço anterior, desde o queixo até à incisura supraesternal, toda a parede torácica anterior e a axila (bilateral ou unilateral), como se mostra na *Figura* -3. As marcas externas na pele podem ser feitas para uma melhor orientação durante a cirurgia *(Figura - 4).*

Passo 1. É efectuada uma incisão de 10 - 11 mm na área circunareolar superior ipsilateral e é criado um túnel subcutâneo com um trocarte rombo de 10 mm, sendo criado mais espaço através de um movimento suave de um lado para o outro e de um lado para o outro do trocarte *(Figura 5).* Em seguida, é ligado um insuflador de CO_2 com uma pressão de 8 mmHg para insuflar o espaço subcutâneo.

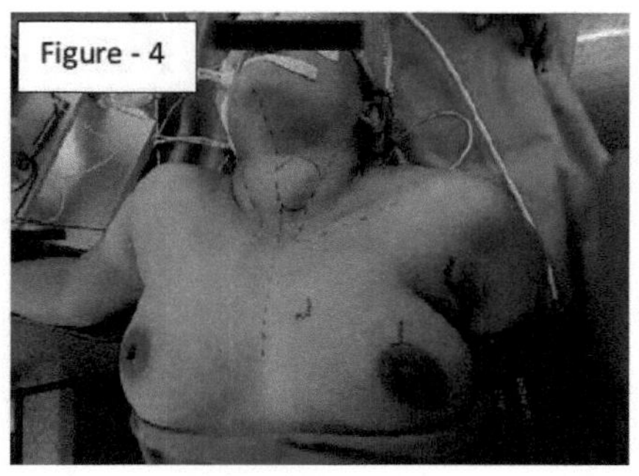

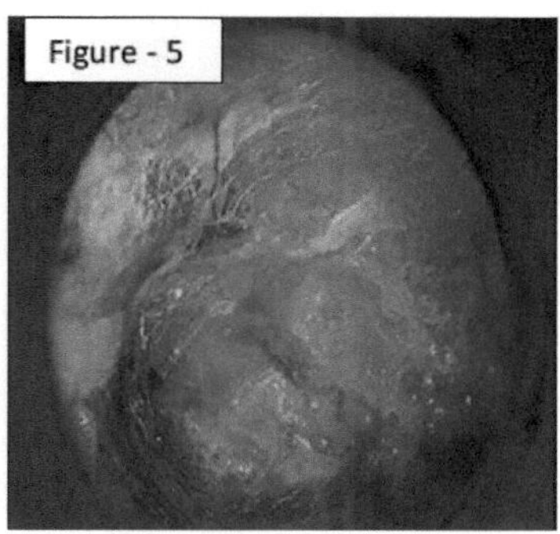

Figuras -4 e 5. Marcações externas para tiroidectomia endoscópica direita e túnel subcutâneo inicial criado, respetivamente.

Passo 2. É efectuada uma incisão ipsilateral de 5 mm sobre a prega axilar ao longo da linha axilar anterior. O trocarte de 5 mm é inserido no espaço subcutâneo já criado, sob visão. O instrumento de gancho monopolar é introduzido no espaço e é criada mais área de trabalho, com o objetivo de expor o músculo peitoral maior inferiormente, a parte medial da clavícula superiormente e o bordo lateral da região esternal, como se mostra na *Figura - 6.* Em seguida, as duas cabeças do músculo esternocleidomastóideo (ECM) são expostas. Este é um ponto de referência importante neste procedimento e a dissecção adicional começa após a identificação das duas cabeças do ECM *(Figura - 7).*

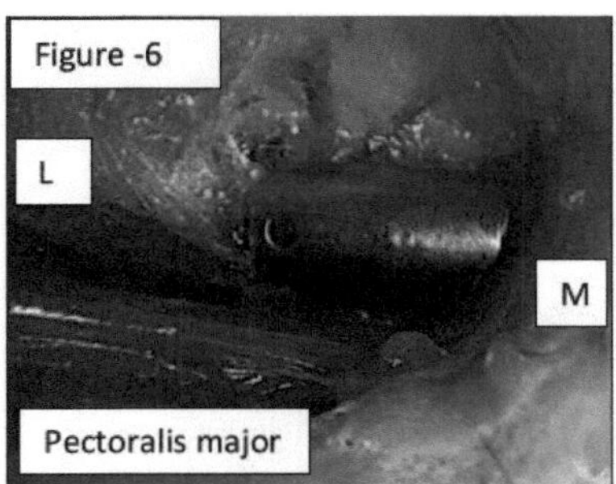

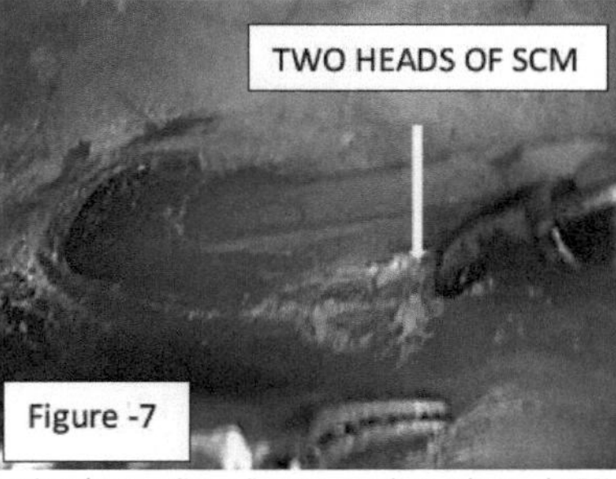

Figuras - 6 e 7. Primeira porta de trabalho inserida sob visão direta no túnel subcutâneo e dissecção entre as duas cabeças do ECM, respetivamente.

Passo 3. É criada outra incisão de 5 mm 6 a 8 cm abaixo da incisura esternal e 2 cm lateralmente à linha média *(Figura - 4).* Esta porta funciona como a segunda porta de trabalho e fontes de energia como o electrocautério bipolar e o bisturi harmónico podem ser utilizados nesta porta em caso de hemitiroidectomia.

Passo 4. Utilizando os instrumentos nas duas portas de trabalho de 5 mm, as duas cabeças do músculo ECM são abertas para expor os músculos da cinta que cobrem a glândula tiroide. Os músculos da banda são também abertos para expor a fáscia que cobre a glândula tiroide (Figuras -8 e 9). Deve ter-se o cuidado de evitar lesões inesperadas na veia jugular interna e na artéria carótida neste ponto.

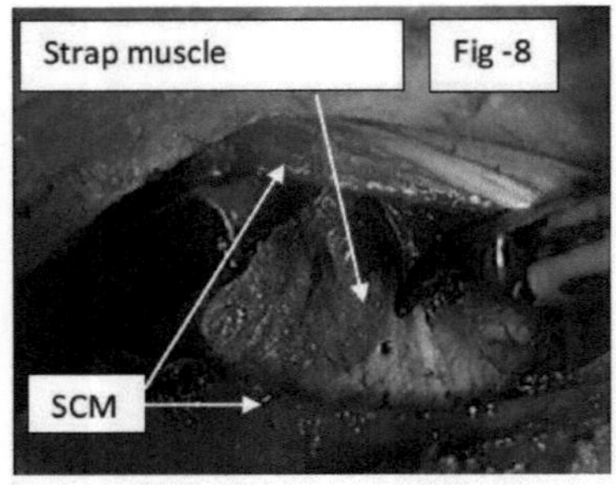

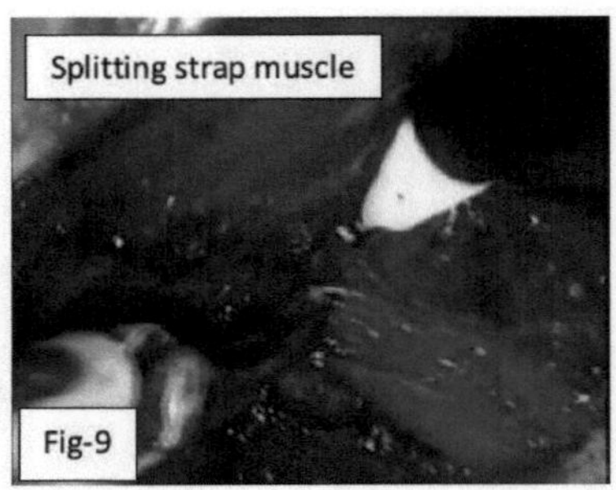

Figuras -8 e 9. Divisão das duas cabeças do músculo ECM e exposição dos músculos da cintura e dissecção dos músculos da cintura para expor a glândula tiroide, respetivamente.

Passo 5. Uma vez criado um espaço de trabalho adequado entre os músculos da alça e a glândula tiroide, o pedículo superior da tiroide e os ramos dos vasos inferiores da tiroide são identificados, electrocauterizados com bisturi bipolar ou harmónico e divididos *(Figura 10,11)*. Da mesma forma, a veia tireoidiana média também é identificada, eletrocauterizada e dividida. Deve-se ter o cuidado de localizar e preservar o nervo laríngeo recorrente e as glândulas paratireóides *(Figura 12,13)*. Estes passos são semelhantes aos da técnica aberta e todos os passos até agora tratados devem ser efectuados sob iluminação adequada e visão clara no monitor.

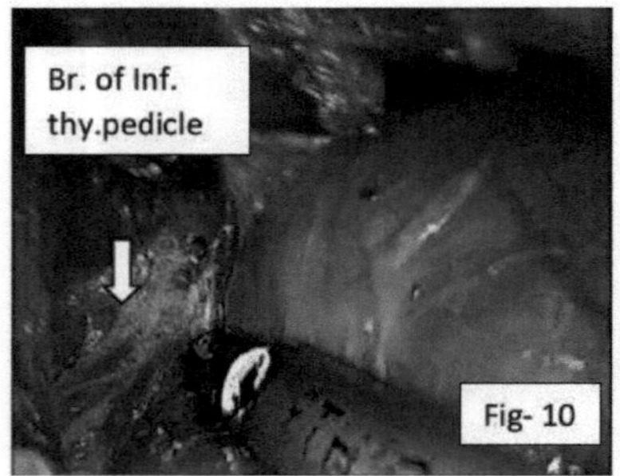

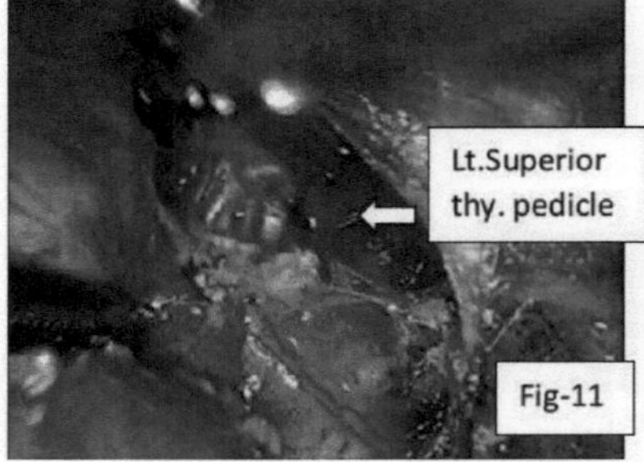

Figura -10 e 11. Exposição dos vasos da tiroide inferior e da tiroide superior, respetivamente.

Passo 6. A glândula tiroide é então dissecada da fixação traqueal e transeccionada do istmo utilizando electrocautério harmónico ou bipolar com grande cuidado. Por fim, é assegurada uma hemostase perfeita e a amostra é removida com um endobag através da porta axilar.

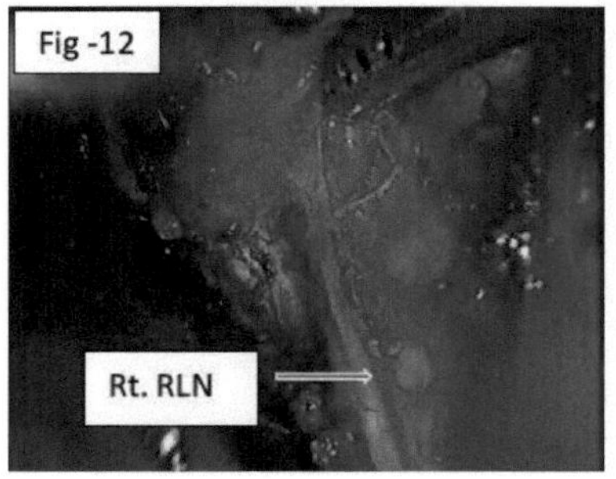

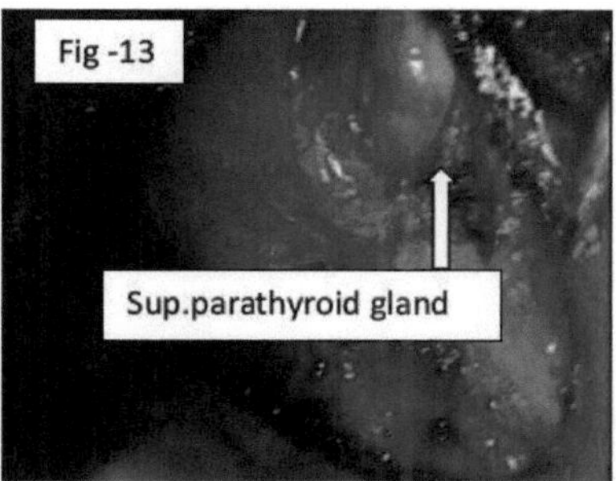

Figura -12 e 13: Nervo laríngeo recorrente e glândula paratiroide superior, respetivamente.

COMPLICAÇÕES DA TIROIDECTOMIA ENDOSCÓPICA

A.COMPLICAÇÕES PER-OPERATÓRIAS

1. **Hemorragia**[17] - Ocorre (a) durante a dissecção inicial devido a lesões nas veias superficiais, durante a criação do retalho ou túnel (*Figura -14),* (b) devido a lesões nos vasos principais, como a veia jugular interna, particularmente durante a dissecção da glândula tiroide da bainha carotídea (c) devido à transecção e retração inadvertidas dos ramos dos pedículos da tiroide. Por conseguinte, é muito importante efetuar a dissecção de forma lenta e meticulosa sob uma visão clara e assegurar a hemostase sempre que necessário.

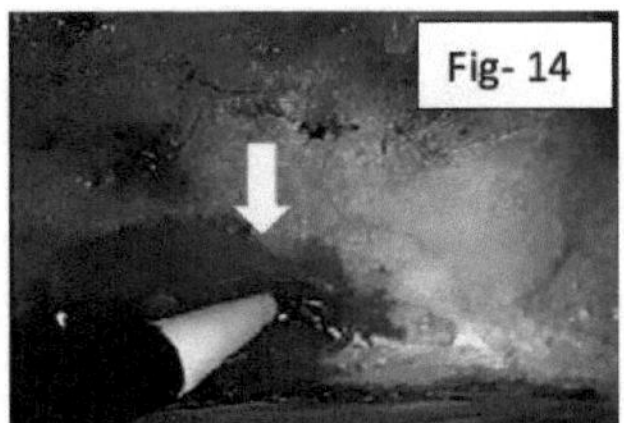

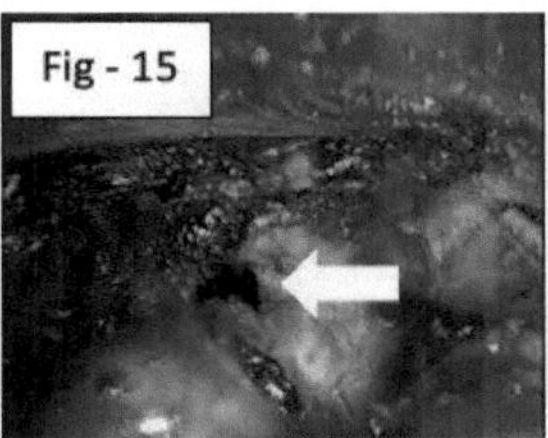

Figura 4 e 15. Hemorragia dos vasos subcutâneos superficiais devido a lesão do retalho e da traqueia, respetivamente.

2. **Lesão do nervo laríngeo recorrente (NLR)**[17,22] - É frequente a lesão do NLR na tiroidectomia endoscópica e ocorre principalmente devido ao electrocautério durante a dissecção do lóbulo da tiroide do sulco traqueoesofágico. Por isso, é essencial utilizar o electrocautério bipolar em vez do monopolar para dissecar a glândula do nervo. Na maioria das vezes, a lesão do NLR não é reconhecida no per-operatório devido à sua natureza subtil. Esta lesão pode ser facilmente evitada na tiroidectomia endoscópica através da ampliação visual e da utilização judiciosa de electrocautério bipolar afastado do nervo. A monitorização intra-operatória do nervo pode ser utilizada para evitar lesões no nervo

3. **Lesão da paratiroide**[17,22] - Esta lesão é invulgar na tiroidectomia endoscópica devido à vantagem da ampliação ótica e da dissecção próxima da glândula tiroide. Esta lesão pode ocorrer durante a dissecção de um tumor de grandes dimensões por tiroidectomia endoscópica ou por corte acidental da artéria da glândula paratiroide e pode causar hipocalcemia grave se as quatro glândulas forem danificadas. Em caso de lesão inadvertida

do fornecimento de sangue, a glândula paratiroide pode ser cortada em cubos e implantada no interior do SCM. A pulverização intra-operatória com azul de metileno pode ser útil para identificar a glândula paratiroide, juntamente com o nervo laríngeo recorrente e os ramos da artéria tiroideia inferior, em caso de falta de visibilidade em alguns casos[23] , como *mostra a figura -16.* Os doentes com evidência de hipocalcemia grave têm de ser tratados com doses elevadas de cálcio oral, juntamente com suplementação de vitamina D_3 .

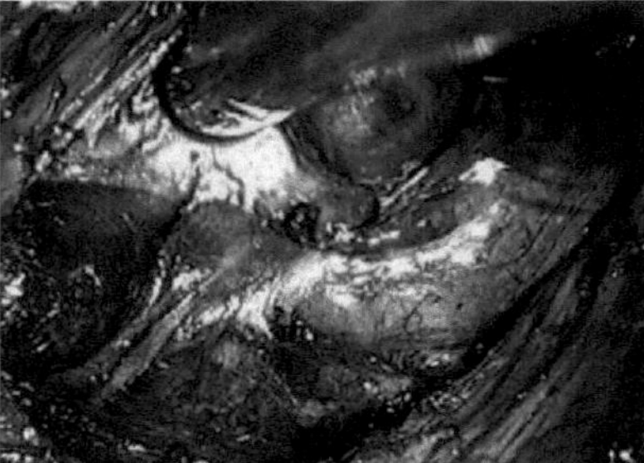

Figura -16.Azul de metileno pulverizado sobre a glândula tiroide para identificar a glândula paratiroide (SETA) e os ramos da artéria tiroide inferior juntamente com o RLN.

4. **Lesão vascular -** Lesão dos vasos principais, como a veia jugular interna e a artéria carótida '[1722] pode ocorrer durante a dissecção da glândula tiroide da bainha carotídea, particularmente em caso de tiroidite. Em caso de lesão vascular importante, deve ser adoptada a compressão externa imediata para controlar a hemorragia e a conversão para a técnica aberta.

5. **Lesão traqueal - Esta** lesão é muito pouco frequente na tiroidectomia endoscópica, mas, devido à utilização de electrocautério/bisturi harmónico, continuam a ser comunicados casos de lesão traqueal[17] . Isto acontece devido ao contacto direto da lâmina quente e ativa do bisturi harmónico/dissector de gancho com a traqueia, enquanto se disseca a glândula a partir da ligação traqueal *(Figura -15).* Quando ocorre uma lesão traqueal, esta tem de ser reparada por via endoscópica ou por método aberto, dependendo do tamanho da lesão e da experiência do cirurgião. Neste caso, é preferível manter o tubo endotraqueal nos dias pós-operatórios até a via aérea estar segura.

6. **Queimaduras do retalho -** Isto pode acontecer frequentemente durante a criação de um retalho subcutâneo infraclavicular inicial, particularmente num doente de constituição magra *(Figura -17).* Pode ser evitada dissecando no plano correto com uma tensão mínima no electrocautério e também orientando a dissecção a partir do exterior com a ajuda de iluminação transdérmica. Uma vez ocorrido, tem de ser excisado e fechado primariamente com sutura subcuticular.

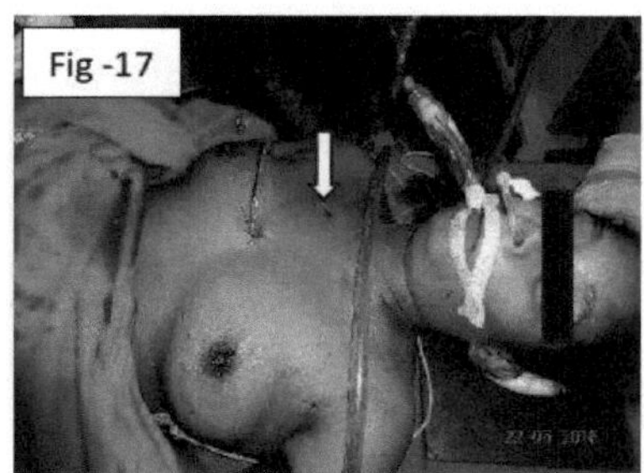

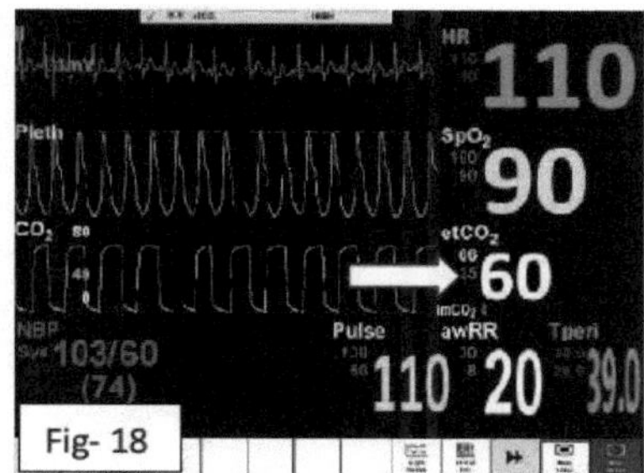

Figura -17 e 18. Queimaduras no retalho de pele (seta) e hipercarbia no etCO2 (seta) no monitor, respetivamente.

7. **Hipercarbia -** Embora a pressão de insuflação do CO_2 seja mantida em cerca de 8 mmHg, a absorção de CO_2 na circulação sistémica pode ocorrer frequentemente e é necessário monitorizá-la com a sonda de CO_2 de fim de maré[24] . Se se desenvolver hipercarbia, o procedimento é interrompido durante algum tempo e o gás é desinsuflado do local da cirurgia (*Figura 18).* O trabalho só é retomado quando o nível de CO_2 no sangue diminuir para um nível aceitável e o anestesista der o sinal para prosseguir.

8. **Enfisema subcutâneo -** É comum ocorrer enfisema cirúrgico durante a cirurgia devido à insuflação de CO_2 no campo cirúrgico. O enfisema cirúrgico pode atingir a face, a região periorbital *(Figura -19)* e a parede torácica. Resolve-se imediatamente ou num dia após o procedimento. O pneumotórax[24] também pode se desenvolver e deve ser detectado durante a cirurgia e precisa ser tratado com drenagem intercostal.

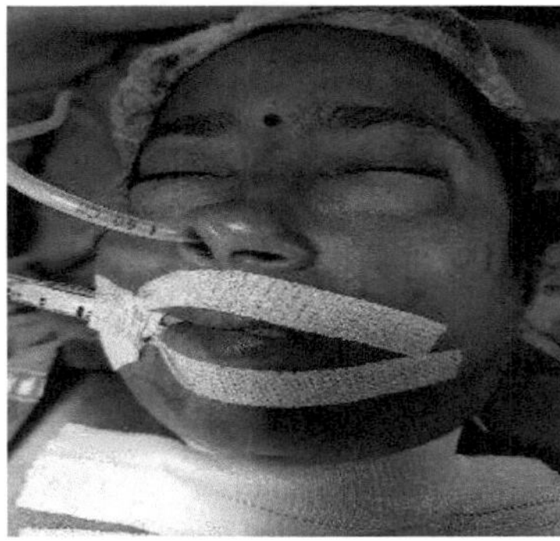

Figura 19. Enfisema cirúrgico - face e região periorbital.

B. COMPLICAÇÕES PÓS-OPERATÓRIAS

1. **Hematoma -** A acumulação de sangue nos espaços criados é frequentemente observada após a tiroidectomia endoscópica. Acontece devido à hemorragia de pequenos vasos sanguíneos no retalho subcutâneo e nos músculos (peitoral maior e ECM). Não há mal nenhum em manter o dreno de sucção fechado se o cirurgião não tiver a certeza da hemostase final. Um pequeno hematoma resolve-se espontaneamente, mas uma coleção significativa tem de ser aspirada ou drenada.

2. **Seroma -** O seroma[17] é o efeito secundário pós-operatório mais comum da tiroidectomia

endoscópica, particularmente em doentes obesos. As pequenas colecções resolvem-se por si só e é suficiente tranquilizar os doentes. Em caso de colecções grandes, aconselha-se a aspiração com uma agulha de grande calibre sob orientação de ultra-sons

3. **Rouquidão**[25] - A alteração da voz é a outra complicação da tiroidectomia endoscópica, podendo dever-se à intubação endotraqueal ou à lesão do nervo laríngeo recorrente. Normalmente, a voz volta ao normal em 24-48 horas no caso de edema da laringe. As lesões nervosas são na sua maioria temporárias devido à neuropraxia induzida por electrocautério. Resolve-se com medicamentos anti-inflamatórios ou corticosteróides em doses baixas. A lesão permanente do nervo deve ser considerada se a alteração da voz não se modificar mesmo após 6 meses.

4. **Hipocalcemia** - A hipocalcemia devida a lesão da paratiroide é raramente observada na hemitiroidectomia endoscópica, mas é observada na tiroidectomia total efectuada para doenças malignas. Se a glândula paratiroide for acidentalmente separada do seu fornecimento de sangue durante a realização da tiroidectomia endoscópica, tem de ser cortada em cubos e implantada no SCM na mesma sessão. A hipocalcemia pós-operatória tem de ser tratada com uma suplementação oral adequada de cálcio e vitamina D_3 .

5. **Parestesia/hiperestesia** - A dor e a parestesia são as queixas comuns dos doentes submetidos a tiroidectomia endoscópica. A dor é maior durante os 2-3 dias iniciais e deve-se à maior área de dissecção/ferida do que a tiroidectomia aberta na parede torácica [1722] . A parestesia existe na região infraclavicular e desaparece gradualmente ao longo de um período de 2-3 meses. Os doentes sintomáticos podem tomar paracetamol ou AINEs e ser tranquilizados.

6. **Infeção da ferida**[17] - É uma complicação rara após tiroidectomia endoscópica e pode ocorrer se o hematoma/seroma pós-operatório for mal gerido ou após lesão traqueal acidental.

7. **Síndrome pós-tiroidectomia (SPT)**[17] - A síndrome pós-tiroidectomia é um problema comum após uma tiroidectomia simples. Espera-se que a SPT seja maior após a tiroidectomia endoscópica devido à extensa dissecção do tórax e do pescoço, mas não há diferença na incidência entre o método aberto e o endoscópico. Está relacionada com a extensa dissecção ou transecção dos músculos da alça (omo-hióideo, esterno-tiroideu e esterno-hióideo), o que leva à fixação laringotraqueal[25] e também devido à lesão do nervo laríngeo superior durante a ligação do pedículo superior, o que leva a alterações da voz.

VANTAGENS E DESVANTAGENS

Tabela - 3; Diferenças entre tireoidectomia endoscópica e aberta.

	TIROIDECTOMIA ENDOSCÓPICA	TIROIDECTOMIA ABERTA
CURVA DE APRENDIZAGEM	*MAIS*	*MENOS*

TEMPO DE FUNCIONAMENTO	*LONGO*	*CURTO*
LOS (duração do internamento)	*MENOS*	*MAIS*
DOR	*MENOS a longo prazo*	*MAIS*
COSMESIS	*EXCELENTE*	*NÃO SATISFATÓRIO*
COMPLICAÇÕES	*MENOS/DIFERENTE/SÉRIO*	*MENOS*
LIMITAÇÕES	*SIM*	*NÃO*

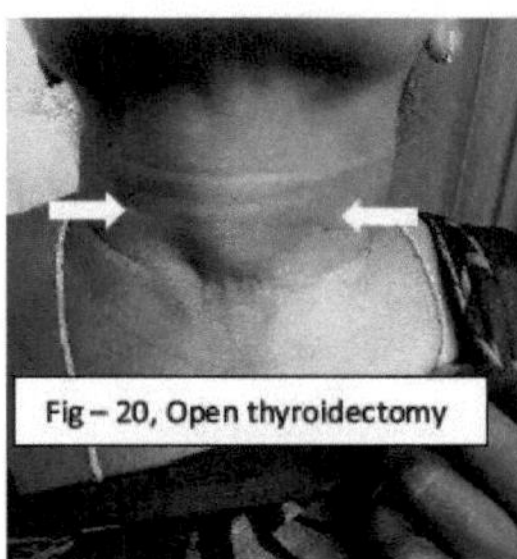
Fig – 20, Open thyroidectomy

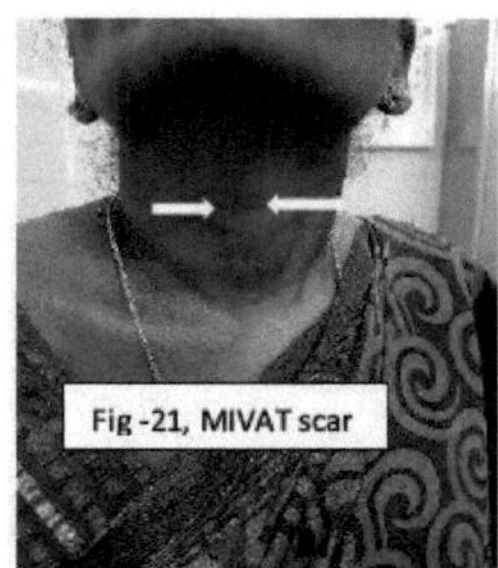
Fig -21, MIVAT scar

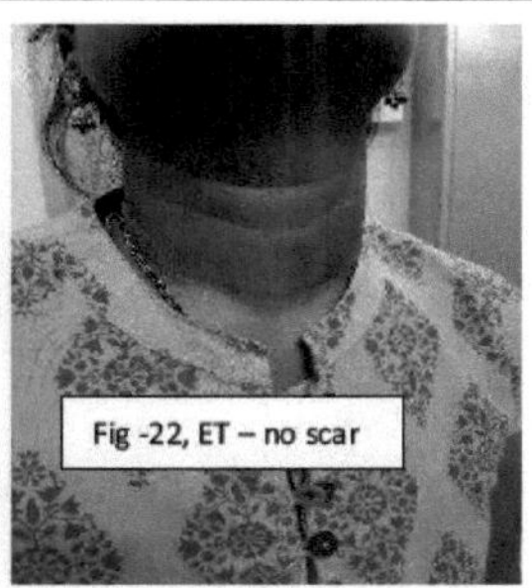
Fig -22, ET – no scar

Figuras -20,21 - Cicatriz observada após tiroidectomia aberta e MIVAT, respetivamente, e Figura - 22. Sem cicatriz após tireoidectomia endoscópica.

Curva de aprendizagem - Obviamente, a curva de aprendizagem da tiroidectomia endoscópica é maior do que a do método aberto[17] . É necessário que um cirurgião pratique tiroidectomia aberta suficiente e fique adequadamente exposto a cirurgias laparoscópicas antes de realizar tiroidectomia endoscópica. O cirurgião deve ser exposto a pelo menos 30-50 tiroidectomias endoscópicas antes de realizar a tiroidectomia endoscópica de forma independente[17]

Tempo operatório - O tempo operatório total na TE é superior ao da tiroidectomia aberta. No entanto, o tempo diminui à medida que a experiência aumenta[4] . O tempo médio de execução da hemitireoidectomia endoscópica e da tiroidectomia total por um cirurgião experiente será de cerca de 80 ± 20 e 90 ± 15 minutos, respetivamente[26] .

Duração do internamento hospitalar (LOS) - Em comparação com a tiroidectomia aberta, a LOS após a tiroidectomia endoscópica é menor em mãos experientes. Os doentes submetidos a TE podem ter alta em média 2,5 dias de pós-operatório[26] .

Dor - É mais ou menos a mesma na tiroidectomia aberta e endoscópica. A parestesia e a hiperestesia são maiores na tiroidectomia endoscópica durante as primeiras 48 horas devido à dissecção mais invasiva do tórax e do pescoço e, a longo prazo, o resultado é favorável aos procedimentos endoscópicos[4] .

Cosmese - A principal razão para preferir a tiroidectomia endoscópica à tiroidectomia aberta é evitar a cicatriz no pescoço. A comparação das cicatrizes entre a tireoidectomia aberta, a MIVAT e a tireoidectomia endoscópica é mostrada nas *Figuras 20, 21 e 22*, respetivamente. A cosmese é excelente[26,5] na tireoidectomia total endoscópica realizada através de área remota (axila e região circunareolar da mama). *As Figuras 23 e 24* mostram o estado do doente antes da cirurgia, com inchaço visível no pescoço e sem cicatriz no pescoço após a tiroidectomia endoscópica, respetivamente.

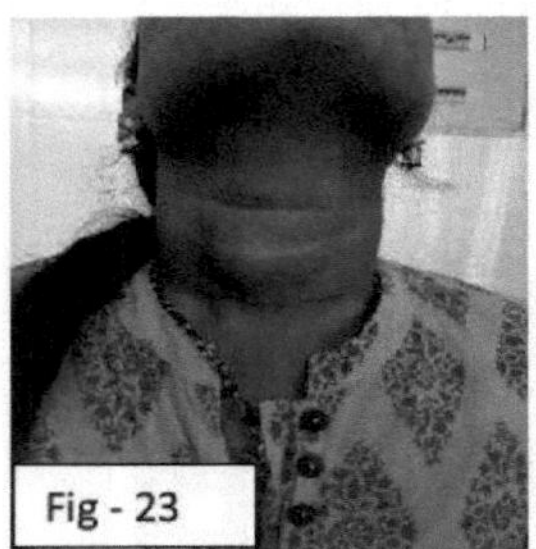

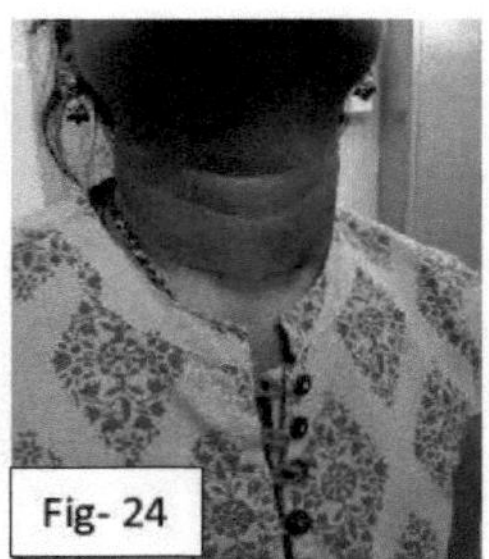

Figura - 23 e 24 - Imagens de um doente com SNT direita antes da cirurgia e após Hemitiroidectomia direita endoscópica, respetivamente.

Complicações[17,22] - A tiroidectomia endoscópica, quando comparada com a tiroidectomia aberta, tem menos complicações relacionadas com lesões dos nervos e das paratiróides devido à vantagem do campo operatório ampliado. No entanto, tem a sua própria forma de produzir complicações devido ao uso de electrocautério na maioria dos seus passos. A formação de seromas, a lesão térmica do retalho cutâneo, a lesão vascular importante e as lesões traqueais são mais frequentes na TE do que na tiroidectomia convencional. Estas complicações são maioritariamente observadas durante a fase inicial da curva de aprendizagem e diminuem quando o cirurgião se familiariza com as técnicas e ganha mais experiência.

Limitações[17] - Apesar de a TE ter vantagens em relação à tiroidectomia convencional, como a cosmese, menor tempo de permanência e dor, tem as suas próprias limitações. A TE não pode ser realizada em bócios grandes, tiroidite, pós-radiação no pescoço, doença maligna da tiroide com evidência de metástases locais/distantes que necessitem de dissecção nodal e em casos com antecedentes de cirurgia do pescoço no passado. A realização de tiroidectomia total pelo método ET é mais difícil e demorada do que o método convencional. A TE necessita de anestesia geral e as pessoas que não estão aptas para a anestesia geral não podem ser submetidas à TE. Uma vez que a tiroidectomia endoscópica requer um tempo operatório mais longo e aparelhos sofisticados, é mais dispendiosa do que o método convencional.

RESUMO

Resumindo, a cirurgia minimamente invasiva para doenças da tiroide está a ser realizada há mais de duas décadas e meia por muitos cirurgiões gerais, cirurgiões otorrinolaringologistas, cirurgiões oncológicos e cirurgiões endócrinos de várias partes do mundo. É realizada não para substituir o procedimento aberto convencional, mas para reduzir os seus inconvenientes, como a cicatriz no pescoço, a dor crónica devido à cicatriz cicatrizada e a longa permanência no hospital. Os procedimentos minimamente invasivos para a tiroidectomia são um procedimento em evolução dinâmica, que começou com um procedimento com menos cicatrizes (MIVAT) no pescoço e passou a ser um procedimento sem cicatrizes, como a tiroidectomia totalmente endoscópica. Devido ao desenvolvimento da eletrónica e de outros dispositivos cirúrgicos, esta evolução pode continuar e obrigar os cirurgiões a aprender e a melhorar os padrões dos procedimentos minimamente invasivos para a tiroidectomia. Ainda assim, não existe um consenso claro sobre as indicações, as contra-indicações e o tipo de procedimento que se deve seguir relativamente à tiroidectomia endoscópica. Atualmente, a tiroidectomia totalmente endoscópica está indicada para doenças benignas da tiroide e doenças malignas da tiroide sem metástases locais ou à distância com volume inferior a 30-50 ml. É evidente que a TE é reprodutível, pode ser efectuada com segurança e proporciona um melhor resultado cosmético do que os outros procedimentos minimamente invasivos. Embora a TE seja dependente do assistente, mais invasiva e difícil de abordar para o lado oposto, é menos dispendiosa do que a tiroidectomia robótica e não há diferença entre elas no tratamento do microcarcinoma papilar da tiroide[27] . Apesar de a TE ser realizada para o cancro da tiroide bem diferenciado juntamente com a dissecção nodal[22] em muitos centros oncológicos avançados, tem de ser avaliada mais aprofundadamente para ser considerada como um modo de tratamento padrão. Atualmente, a TE é realizada por uma excelente aceitação cosmética entre os doentes do que o método aberto e deve ser realizada por um cirurgião experiente com conhecimentos práticos adequados em cirurgia minimamente invasiva.

Referências

1. Jagdish K Dhingra, MBBS, FRCS, FRCS(Edin), MS; Editor Chefe: Arlen D Meyers, MD, MBA Minimally Invasive Surgery of the Thyroid Treatment & Management,Atualizado: Jul 31, 2015 ,; Medscape. Disponível em 17 de julho de 2017.

2. Kai-Pun Wong - Brian Hung-Hin Lang. Tireoidectomia Endoscópica: A Literature Review and Update. Curr Surg Rep (2013) 1:7-15.

3. Miccoli P, Berti P, Raffaelli M, Conte M, Materazzi G, Galleri D. Tireoidectomia minimamente invasiva assistida por vídeo. Am J Surg. 2001 Jun;181(6):567-70.

4. Tan CT, Cheah WK, Delbridge L. Tireoidectomia endoscópica (SET) "sem cicatriz" (no pescoço): uma revisão baseada em evidências das técnicas publicadas. World J Surg. 2008 Jul;32(7):1349-57.

5. Bärlehner E, Benhidjeb T. Tireoidectomia endoscópica cervical sem cicatriz: Abordagem axilo-bilateral-mastográfica (ABBA). Surg Endosc. 2008Jan;22(l):154-7.

6. Choi JY, Lee KE, Chung KW, Kim SW, Choe JH, Koo do H, Kim SJ, Lee J, Chung YS, Oh SK, Youn YK. Tireoidectomia endoscópica via abordagem axilo-mamária bilateral (BABA): revisão de 512 casos em um único instituto. Surg Endosc. 2012 Apr;26(4):948-55.

7. Kim SJ, Lee KE, Choe JH, Lee J, Koo do H, Oh SK, Youn YK. Tireoidectomia completa endoscópica pela abordagem axilo-mamária bilateral. Surg Laparosc Endosc Percutan Tech. 2010 Oct;20(5):312-6.

8. Tori M. Tireoidectomia endoscópica de tipo híbrido (HET: método de Tori) para carcinoma diferenciado da tireoide, incluindo invasão da traquéia. Surg Endosc. 2014 Mar;28(3):902-9.

9. Kang SW, Jeong JJ, Yun JS, Sung TY, Lee SC, Lee YS, Nam KH, Chang HS, Chung WY, Park CS. Tireoidectomia endoscópica sem gás usando abordagem transaxilar; resultado cirúrgico de 581 pacientes. EndocrJ. 2009;56(3):361-9.

10. Benhidjeb T, Wilhelm T, HarlaarJ, Kleinrensink GJ, Schneider TA, Stark M. Cirurgia de orifício natural na glândula tireoide: tireoidectomia totalmente transoral assistida por vídeo (TOVAT): relato dos primeiros resultados experimentais de um novo método cirúrgico. Surg Endosc. 2009 May;23(5):1119-20.

11. Nakajo A, Arima H, Hirata M, Yamashita Y, Shinden Y, Hayashi N, Kawasaki Y, Arigami T, Uchikado Y, Mori S, Mataki Y, Sakoda M, Kijima Y, Uenosono Y, Maemura K, Natsugoe S. Abordagem Bidirecional da Cirurgia do Pescoço Assistida por Vídeo (BAVANS): Dissecção endoscópica completa do nó central com visão craniocaudal para o tratamento do cancro da tiroide. Asian J Endosc Surg. 2017 Feb;10(l):40-46.

12. Gagner M. Paratireoidectomia subtotal endoscópica em pacientes com hipertireoidismo primário. Br J Surg. 1996;83:875.

13. Huscher CSCS, Napolitano C, et al. Lobectomia endoscópica da tiroide direita. Surgical Endoscopy. 1997; 11(8):877.

14. Ikeda Y, Takami H, Niimi M, et al. Tireoidectomia endoscópica por via axilar. Surg Endosc. 2001;15:1362-1364.

15. Duncan TD1, Rashid Q.N, Speights F. Surgical excision of large multinodular goiter using an endoscopic transaxillary approach: a case report. Surg Laparosc Endosc Percutan Tech. 2008 Oct;18(5):530-5.

16. Ruggieri M, Straniero A, Genderini M, D'Armiento M, Fumarola A, Trimboli P, et al. The size criteria in minimally invasive video-assisted thyroidectomy. BMC Surg. 2007 Jan 25. 7:2.

17. Ki Nam Park, Sang Hyeok Cho e Seung Won Lee, Inquérito multicêntrico nacional sobre o estado atual da tiroidectomia endoscópica na Coreia, Clin Exp Otorhinolaryngol. 2015 Jun; 8(2): 149-154.

18. Panagiotis Touzopoulos, Michael Karanikas, Paul Zarogoulidis, Alexandras Mitrakas, Konstantinos Porpodis, Nikolaos Katsikogiannis, Vasilis Zervas, loannis Kouroumichakis, Theodoros C Constantinidis, Dimitrios Mikroulis e Konstantinos E Tsimogiannis. Current surgical status of thyroid diseases. J Multidiscip Healthc. 2011;4: 441-449.

19. Byeon HK, Holsinger FC, Tufano RP, Chung HJ, Kim WS, Koh YW, Choi EC. Tireoidectomia total robótica com esvaziamento cervical radical modificado via abordagem retroauricular unilateral. Ann Surg Oncol. 2014 Nov;21(12):3872- 5.

20. R. Bellantone, C. P. Lombardi, M. Raffaelli, M. Boscherini, P.F. Alesina, e P. Princi, "Central neck lymph node removal during minimally invasive video-assisted thyroidectomy for thyroid carcinoma: a feasible and safe procedure," Journal of Laparoendoscopic and Advanced Surgical Techniques Part A, vol. 12, no. 3, pp. 181185, 2002.

21. Cooper DS, Doherty GM, Haugen BR, et al; Grupo de Trabalho das Diretrizes da Associação Americana da Tiroide. Orientações de gestão para pacientes com nódulos da tiroide e cancro diferenciado da tiroide. Thyroid. 2006;16:109-141.

22. Yi Yang, Xiaodong Gu, Xiaoxiao Wang, Jianbin Xiang e Zongyou Chen. Endoscopic Thyroidectomy for Differentiated Thyroid Cancer (Tireoidectomia endoscópica para cancro diferenciado da tiroide). ScientificWorldJournal. 2012; 2012: 456807.

23. Derom Al, Wallaert P, Janzing H, Van den Brande F, Derom F. Identificação intra-operatória de paratiróides por meio de azul de metileno. Ata Chir Belg. 1994 Mar-Abr;94(2):97-100.

24. Su-Nam Lee, Ji-Heui Lee, Eun-Ju Lee, Ji-Yeon Lee, Jong-Il Kim e You-Bin Son. Curso anestésico e complicações encontradas durante a tireoidectomia endoscópica - Um relato de caso, Korean J Anesthesiol. 2012 Oct; 63 (4): 363-367.

25. Ki Nam Parkl-Ji Oh Mok2-Chan Hee Chung2-SeungWon Leel. A síndrome pós-tireoidectomia realmente existe após a tireoidectomia? Prospective Comparative Analysis of Open vs. Endoscopic Thyroidectomy. Clinical and Experimental Otorhinolaryngology Vol. 8, No. 1: 76-80, março de 2015.

26. Feilin Cao, Bojian Xie, Binbin Cui, And Dong Xu, Endoscopic vs. conventional thyroidectomy for the treatment of benign thyroid tumors: Um estudo retrospetivo de uma experiência de 4 anos, Ther Med. 2011 Jul-Aug; 2(4): 661-666.

27. Gao W, Liu L, Ye G, Song L. Aplicação da Técnica Minimamente Invasiva Assistida por Vídeo no Microcarcinoma Papilar da Tiroide. Surg Laparosc Endosc Percutan Tech. 2013 Oct. 23(5):468-73.

Capítulo 7

Complicações hemorrágicas

Ethem Bilgic[1] , Eyup Murat Yilmaz[2]

1. Departamento de Cirurgia Geral do Hospital Estatal Buca Seyti Demirsoy, Turquia
2. Departamento de Cirurgia Geral do Hospital Universitário Adnan Menderes, Turquia

Nos últimos anos, tem-se verificado um aumento do número de doentes submetidos a cirurgia da tiroide. Em comparação com os métodos conservadores, a cirurgia da tiroide é um método relativamente seguro no tratamento de alguns tipos de doenças da tiroide. A glândula tiroide tem uma perfusão sanguínea elevada, pelo que a hemorragia após a cirurgia da tiroide não é uma complicação surpreendente da cirurgia da tiroide. Uma cirurgia da tiroide segura requer uma hemostase meticulosa e cuidadosa e o controlo da hemorragia(l).

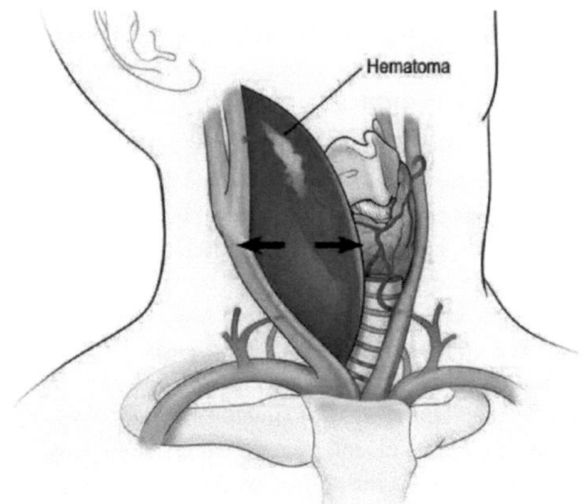

Embora a complicação mais importante observada no período pós-operatório precoce entre as complicações da tiroidectomia seja a hemorragia, a sua prevalência é inferior a 2%. O perigo mais grave da hemorragia é o encerramento das vias aéreas devido à compressão externa do hematoma. A hemorragia após a tiroidectomia pode ocorrer durante o período inicial ou tardio. Geralmente é observada nas primeiras 6 horas; e nós soltos podem se desatar e causar sangramento, especialmente em pacientes que estão extremamente agitados durante o despertar no período de extubação.(2)

A hemorragia após tiroidectomia pode ser considerada como um fator relacionado com a doença, o doente e o cirurgião, respetivamente. Os factores relacionados com a doença são o bócio grande, as cirurgias recorrentes, a glândula tiroide hipervascular (Graves, etc.) e o bócio retroesternal, enquanto os factores relacionados com o doente são geralmente a hipertensão, a idade avançada, o doente do sexo masculino e o uso de anticoagulantes no pré-operatório. O sexo masculino, a idade avançada, a doença de Graves, a história de cirurgia anterior da tiroide, o uso de agentes antitrombóticos, a operação bilateral e o esvaziamento cervical foram identificados como factores que aumentam o risco de hemorragia. No estudo de Liu et al., observou-se que tumores malignos e uso de dreno não se relacionaram com hemorragia após tireoidectomia.(3)

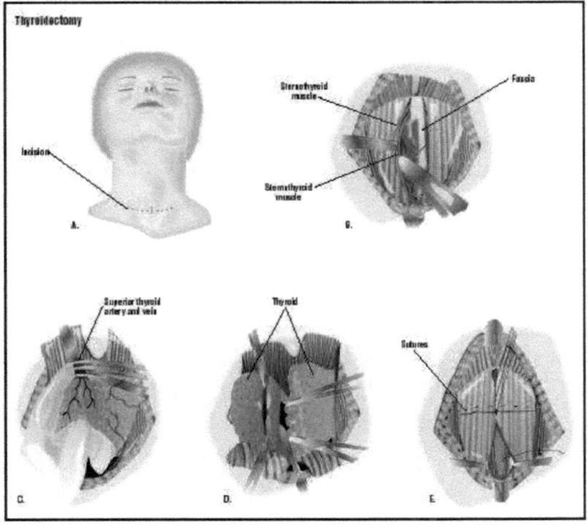

Embora não exista consenso entre os cirurgiões quanto à utilização de drenos, a opinião geral é no sentido da utilização de drenos. É eficaz na hemorragia venosa; no entanto, não é muito eficaz na hemorragia arterial. No caso de hemorragia arterial, é necessária uma incisão urgente e a remoção da pressão sobre a traqueia. Um espaço supraesternal deixado durante o encerramento da fáscia após a remoção da glândula tiroide ajuda a identificar a hemorragia no período inicial.

Embora alguns cirurgiões não recomendem a utilização de drenos para a lobectomia, recomenda-se a utilização rotineira de drenos após a tiroidectomia total bilateral.

Muitos cirurgiões experientes concordam em ligar individualmente os vasos do pólo superior, uma vez que a dissecção romba nesta região aumenta o risco de hemorragia. Existem muitos métodos concebidos para manter a hemostase cirúrgica: ligadura e sutura (fios, Clips, agrafadores), coagulação (eletrocoagulação monopolar e bipolar), coagulação ultra-sónica (Ultracision, Harmonic Scalpel®; Ethicon Endo-Surgery, Cincinnati, OH), selagem por electroligação (LigaSure® vessel Sealing System; Valleylab, Boulder, CO, ABD) são os métodos mais utilizados. Embora muitos estudos tenham sido realizados sobre métodos de hemostasia, o método é geralmente escolhido de acordo com a prática regular do cirurgião e as condições do hospital(4). Os fios cirúrgicos ocupam um lugar importante na cirurgia por fornecerem apoio à regeneração dos tecidos durante o processo de cicatrização de feridas. Os fios de sutura cirúrgicos são normalmente utilizados no encerramento de tecidos como a pele, o músculo e a fáscia; na manutenção da hemostase; em cirurgias gastrointestinais, urogenitais e vasculares.

Seda: Este fio é fabricado a partir de larvas do bicho-da-seda e é constituído por fibras proteicas com uma estrutura entrançada. A cor original do fio de seda é o branco. No entanto, é tingido de preto ou verde para ser visível durante a cirurgia. O fio de seda provoca uma reação tecidular grave e tem caraterísticas capilares devido à sua estrutura multiflamentar. Por conseguinte, é coberto com cera ou silicone para reduzir a sua caraterística capilar. Além disso, não deve ser utilizado em feridas infecciosas e órgãos cavitários cobertos por epitélio devido à sua caraterística capilar. Os fios sintéticos são populares devido às suas excelentes caraterísticas biológicas, bem como às boas manipulações do fio de seda e à capacidade de serem atados num nó. No entanto, tem a menor resistência à tração de todos os fios utilizados atualmente. É classificado como inabsorvível; mas perde a sua resistência à tração em 50% no primeiro ano após a implantação e torna-se completamente absorvido após um período de aproximadamente 2 anos.(5)

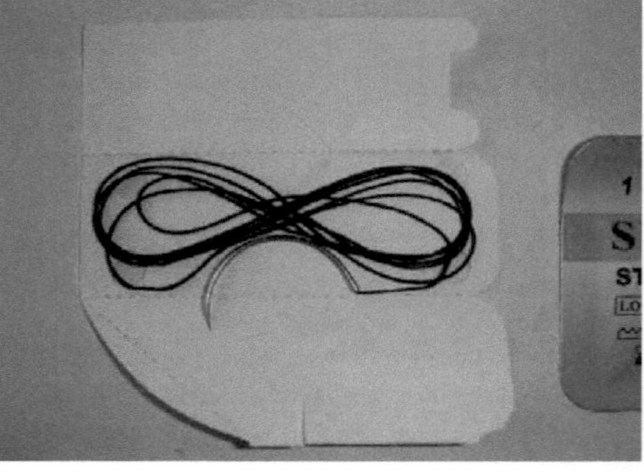

Poliglactina 910 (Vicryl®): O Vicryl® é um fio multiflamentar abduzido composto por co-polímeros de glicolídeo (90%) e lactídeo (10%). É coberto com poliglactina 370 e citrato de cálcio para uma superfície lisa e uma utilização fácil; no entanto, a segurança do nó é reduzida. A sua resistência à tração é superior à do catgut e do ácido poliglicólico. Provoca uma reação tecidular mínima, tal como o ácido poliglicólico, e é absorvido por hidrólise. Pode ser utilizado em muitos tecidos, incluindo tecidos infectados, devido à sua fácil utilização e boa resistência à tração em função do seu diâmetro. O Vicryl® revestido número 3 é o fio mais forte entre os fios absorvíveis actuais. Perde a sua resistência à tração em 50% ao 14º dia e em 92% ao 28º dia após a implantação, respetivamente. Torna-se completamente absorvido após 60-90 dias por hidrólise.(6)

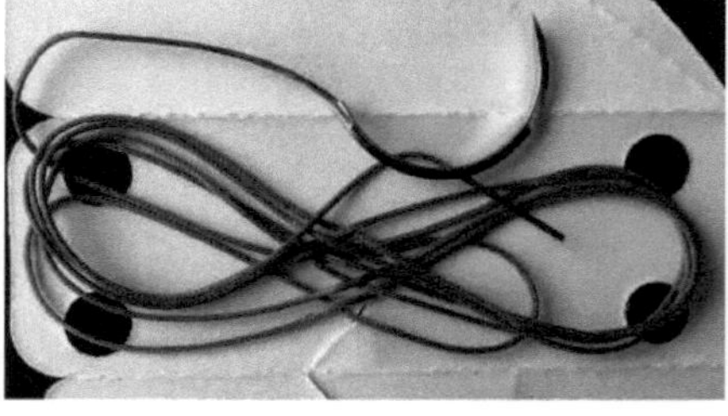

Poliglecaprone 25 (Monocryl®): Monocryl ® é um fio de sutura monoflamentar absorvível composto por caprolactona epsilon e copolímero de glicolídeo. Apesar de ser monoflamentar, é bom no manuseamento, na flexibilidade e na segurança dos nós. Provoca uma reação mínima nos tecidos. Passa facilmente através dos tecidos e não tem capilaridade. Tem uma resistência à tração semelhante ou superior ao 14º dia após a implantação, quando comparado com o catgut e o catgut crómico. A sua forma incolor perde a sua resistência à tração em 40-50% ao 7º dia e em 70-80% ao 14º dia após a implantação, respetivamente. É completamente absorvido em aproximadamente 90-120 dias(7).

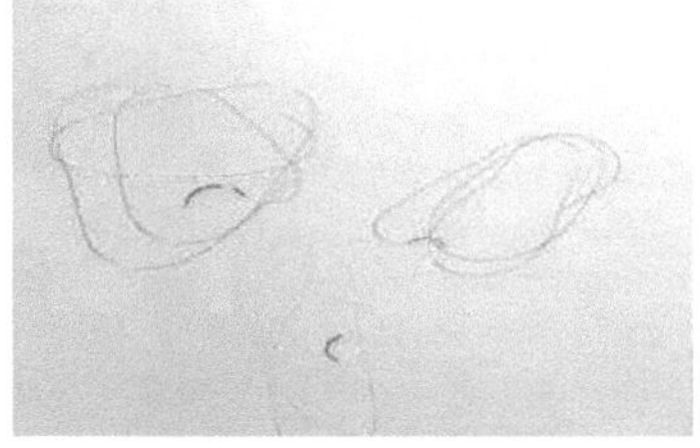

O granuloma de sutura é uma complicação rara da cirurgia da tiroide e é conhecido por ocorrer após a utilização de material de sutura inabsorvível profundo na pele. A causa mais comum desta condição é o uso de seda. Atualmente, a maioria dos cirurgiões experientes recomenda a utilização de vicryl e monocyrl na cirurgia da tiroide em vez de seda.(8)

Os dispositivos de eletrocirurgia utilizam energia térmica para desnaturar proteínas, e as estruturas vitais podem ser danificadas pelo campo cirúrgico aquecido devido à distribuição colateral. Em estudos recentes, foram investigados novos instrumentos para reduzir as complicações intra-operatórias e a duração da operação com uma menor distribuição térmica. Atualmente, os sistemas de selagem vascular como o Harmonic Scalpel e o LigaSure são recomendados para reduzir a duração da operação e as complicações pós-operatórias. Nos últimos anos, os dispositivos de atividade bipolar electotérmica (como o LigaSure® (LS)) ou os sistemas ultra-sónicos (UltraCision® ou Harmonic Focus®) como novos sistemas de selagem vascular têm sido aplicados na cirurgia da tiroide. O LS oblitera o lúmen com selagem, utilizando uma combinação de pressão e energia electrotérmica para alterar a estrutura da parede vascular. O HS sela os vasos cortando-os simultaneamente com energia mecânica como os ultra-sons, bem como desnaturando e coagulando as fibras de colagénio. Estes dispositivos, LigaSure e Harmonic Scalpel, foram concebidos para proporcionar ao cirurgião uma hemostase e dissecção mais fáceis e seguras, sendo ambos habitualmente utilizados na cirurgia da tiroide. Em muitos estudos, verificou-se que a duração da operação diminuiu com ambos os dispositivos, em comparação com a atadura de nós convencional.

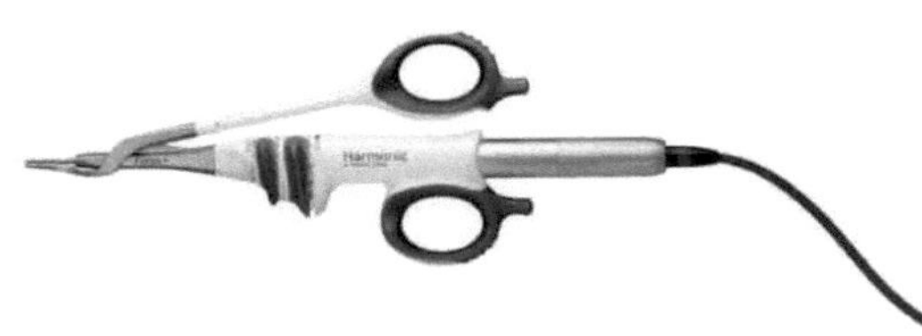

Existem estudos que avaliam a possível superioridade de cada dispositivo na cirurgia da tiroide. Numa meta-análise realizada em 2016, foram avaliados 24 estudos e verificou-se que o Harmonic Scalpel diminuiu significativamente a duração da cirurgia quando comparado com as técnicas LigaSure (8,79 min; intervalo de confiança de 95%, -15,91 a -1,67; P=0,02). No entanto, a perda de sangue intra-operatória, a perda de sangue pós-operatória, a duração média de hospitalização, o peso da tiroide e os níveis de cálcio sérico não diferiram significativamente entre os dois grupos(9). Num estudo de Hammad et al., verificou-se que o uso de HS e LS na cirurgia da tiroide não tem superioridade significativa em relação ao outro em termos de hemostase(10)

Uma desvantagem destes dispositivos de selagem é o seu custo. Num estudo realizado por Basurta-Kuba et al. para comparar custos e complicações de tiroidectomias realizadas por HS e métodos tradicionais, não houve diferenças significativas entre os grupos(ll).

Num estudo de Youssef et al., a tiroidectomia com LS e a tiroidectomia tradicional foram comparadas e não foi encontrada qualquer diferença significativa entre os dois grupos em termos de complicações e custos financeiros (12).

Embora os sistemas de selagem vascular Harmonic Scalpel e LigaSure sejam descartáveis, a maioria das clínicas utiliza estes dispositivos várias vezes. Num estudo realizado no nosso país, o sistema de selagem vascular LigaSure descartável foi utilizado várias vezes depois de esterilizado na unidade de esterilização com o procedimento padrão. Não houve diferença significativa quando comparado com os métodos tradicionais de ligadura em termos de taxas de complicações, e uma sonda LS foi usada aproximadamente 9,4 vezes. As principais razões para a eliminação da sonda foram a fratura da sonda e problemas com o cabo(13).

Embora ainda não existam estudos relacionados com a sua rentabilidade económica no nosso país, foi relatada num estudo realizado no estrangeiro uma redução significativa da duração da operação e possíveis poupanças nos custos de pessoal em resultado da utilização destes dispositivos.(14)

Referências:

1. Fortuny JV, Guigard S, Karenovics W, Triponez F. Cirurgia da tireoide: desenvolvimentos recentes e perspetiva.Swiss Med Wkly.2015 Jul 28;145:wl4144. doi: 10.4414/smw.2015.14144. Coleção de 2015.

2. Farooq MS, Nouraei R, Kaddour H, Saharay M. Padrões, tempo e consequências da hemorragia pós-tiroidectomia. Ann R Coll Surg Engl.2017 Jan;99(l):60-62. doi: 10.1308/rcsann.2016.0270. Epub 2016 Aug 23.

3. Liu J, Sun W, Dong W, Wang Z, Zhang P, Zhang T, Zhang H. Factores de risco para hemorragia pós-tiroidectomia: uma meta-análise. Eur J Endocrinol 2017 maio; 176 (5): 591-602. doi: 10.1530 / EJE-16-0757. Epub 2017 Feb 8.

4. Hwang SO, Jung JH, Park HY, Kim WW. Um estudo prospetivo e randomizado entre o Small Jaw® e o Harmonic Focus® em tireoidectomia aberta. Otolaryngol Head Neck Surg.2014Jun;150(6):943-8. doi: 10.1177/0194599814527730. Epub 2014Mar26.

5. Chu CC. Textile-based biomaterials for surgical aplications, Chapter 19, Polymeric Biomaterials Second Edition Revised and Expanded, S. Dumitriu, (Ed).Chapter 19, Marcel Dekker, New York.2001:205-223

6. Moy RL, Lee A, Zalka A. Materiais de sutura comummente utilizados em cirurgia cutânea, Am Fam Physician.l991:44(6):2:123-128

7. Nair, L.S. e C.T. Laurencin, Biodegradable polymers as biomaterials. Progress in Polymer Science, 2007. 32(8-9):762-798

8. Cansu GB, Taskiran B, Bakar T, Cengiz BP. Um caso invulgar na prática endocrinológica: Granuloma de sutura. EndocrRegul. 2016 Jul;50(3):145-7. doi: 10.1515/enr-2016-0016.

9. Upadhyaya A, Hu T, Meng Z, L i X, He X, Tian W, Jian Q, Tan J. Harmonic versus LigaSure hemostasis technique in thyroid surgery: Uma meta-análise. Biomed Rep. 2016 Aug ;5(2):221-227. Epub 2016 maio 26.

10.Hammad AY , Deniwar A , Al-Qurayshi Z , Mohamed HE , Rizwan A , Kandil E.A Prospective Study Comparing the Efficacy and Surgical Outcomes of Harmonic Focus Scalpel Versus LigaSure Small Jaw in Thyroid and Parathyroid Surgery. Surg Innov. 2016 Oct;23(5):486-9

11.Basurto-Kuba EOP , Robles-Estrada M , Hurtado-López LM , E Oca-Duran EDM , Campos-Castillo C , Zaldivar-Ramirez FR , Pulido-Cejudo A. Segurança e custo-eficácia na tireoidectomia utilizando o bisturi HARMONIC em comparação com a hemostase tradicional: Um Ensaio Clínico Controlado. Surg Technol Int. 2017 Jul 25;30:141-147.

12.Youssef T, Mahdy T, Farid M, Latif AA. Cirurgia da tiroide: utilização do sistema de selagem de vasos LigaSure versus atadura de nó convencional. Int J Surg. 2008 Aug;6(4):323-7.

13.Makay O, Ifoz G, Akyildiz M, Yilmaz M, Yetki E. Será que a utilização múltipla de um sistema de vedação vascular Ligasure® de utilização única na cirurgia da tiroide aumenta as taxas de complicações? 17. UCK Ankara/TURQUIA, maio de 2010. Apresentação oral.

14.Coerper S, Stengl W. Implementação de um dispositivo de selagem de vasos num centro de cirurgia da tiroide: Risco e lucro económico. Zentralbl Chir. maio de 2017; doi: 10.1055/s-0043-102570

Capítulo 8

Complicações cirúrgicas da glândula paratiroide na cirurgia da tiroide

Autor

Ayvaz Ulas Urganci,MD

Cirurgião Geral

Hospital Privado Tinaztepe, Departamento de Cirurgia, Izmir, Turquia

As glândulas paratiróides (Figura 1) segregam paratormona (PTH), afectando o metabolismo do cálcio através dos ossos, intestinos e rins. Os efeitos no metabolismo do cálcio podem ser resumidos em aumento da reabsorção óssea através do aumento da atividade osteoclástica nos ossos, aumento da reabsorção de cálcio nos rins e aumento da síntese ativa de vitamina D, e aumento da absorção de cálcio no intestino (1).

Cerca de 84% dos seres humanos têm quatro glândulas paratiróides e 3% têm menos de quatro glândulas paratiróides (2). As glândulas paratiroides superiores, juntamente com a glândula tiroide, desenvolvem-se a partir do quarto ramo, enquanto as glândulas paratiroides inferiores se desenvolvem a partir do terceiro ramo com o timo. A localização das glândulas paratiróides superiores é geralmente na parte posterior da glândula tiroide, ao nível da cartilagem cricoide, na parte dorsal do nervo recorrente, enquanto as glândulas paratiróides inferiores podem estar em diferentes localizações, desde o ângulo mandibular até ao mediastino, devido ao percurso embriológico de migração mais longo. As glândulas paratiróides inferiores estão mais frequentemente localizadas a 1 cm de distância do local onde a artéria tiroideia inferior e o nervo laríngeo recorrente se cruzam, na parte ventral do nervo recorrente. Menos frequentemente, estão localizadas no timo (1,2). 22% das glândulas paratiróides podem estar localizadas intratoriamente (3). 80% das glândulas paratiróides são irrigadas pela artéria tiroideia inferior. O retorno venoso ocorre através das vénulas da tiroide.

O hipoparatireoidismo é a complicação mais comum após a tireoidectomia (4). A incidência de hipoparatireoidismo na literatura tem sido relatada variando entre 10% e 46% (2,4,5), uma vez que são utilizados diferentes critérios, como níveis séricos de cálcio e PTH, sintomas clínicos e necessidade de reposição. A taxa de hipoparatireoidismo permanente foi relatada como sendo de 3% ou menos (6,7). Na etiologia, as glândulas paratireoides incluem traumas ou isquemia, e paratireoidectomias que são feitas por engano. Existem duas formas clínicas, o hipoparatiroidismo temporário e o permanente. É definido como hipoparatiroidismo permanente quando o doente necessita de tratamento durante 12 meses. Nos doentes que desenvolvem hipoaratiroidismo transitório, a necessidade de tratamento cessa frequentemente no prazo de 6 meses (8). Os factores de risco para o hipoapatiroidismo que podem ocorrer após a tiroidectomia estão resumidos na tabela 1 (4). A manipulação das glândulas paratiróides durante a cirurgia pode perturbar a síntese e a libertação de PTH, causando hipoparatiroidismo, mesmo que o fluxo sanguíneo das glândulas não esteja comprometido. Este risco é mais elevado no caso de intervenções para tumores malignos da tiroide, doenças auto-imunes e inflamatórias da tiroide. Foi demonstrado que o aumento da vascularização, especialmente na doença de Graves, obstrui a exploração de proteção das glândulas paratiróides e aumenta o risco de hipoparatiroidismo na síndrome óssea aguda, que ocorre devido aos efeitos do hipertiroidismo no metabolismo ósseo (9). Além disso, o risco de hipoparatiroidismo aumenta em casos de gravidez, lactação, cirurgia bariátrica passada, hipertiroidismo, que são afectados pelo metabolismo do cálcio e da vitamina D.

Tabela: 1

Factores de risco para hipoparatiroidismo
- Cirurgia bilateral do pescoço central
- Iniciativas para os tumores malignos da tiroide
- Sexo feminino
- Deficiência de vitamina D
- Gravidez
- Lactação
- Doenças auto-imunes da tiroide
- Anterior Cirurgia de bypass gástrico

PREVENÇÃO DA HIPOFRATATIROIDIA

A preservação da glândula paratiroide com o seu fornecimento de sangue intacto é muito importante para prevenir o hipoparatiroidismo (4). Pode não ser possível explorar todas as glândulas paratiróides devido a diferentes localizações anatómicas. Thomusch et al demonstraram que a exploração e proteção de pelo menos duas glândulas paratiróides durante a tiroidectomia total bilateral previne o hipoparatiroidismo pós-operatório (10). Alguns autores afirmam que a proteção de uma única glândula paratiroide é suficiente para prevenir o hipoparatiroidismo permanente (11). Após a ligação da veia média da tiroide, o lóbulo da tiroide é excisado medialmente e as glândulas paratiróides são extraídas com uma dissecção suave e sem sangue. As glândulas paratiróides podem ser bilobuladas, multilobuladas ou fusiformes, com estruturas ovais. O seu tamanho é de cerca de 5-7 mm. A cor das glândulas paratiróides é geralmente amarelo-dourado e castanho-claro, dependendo de factores como a hipercelularidade da cor, o conteúdo de gordura e a vascularização (1). A utilização de ímanes cirúrgicos e corantes pode ser útil na localização das glândulas paratiróides (12, 13, 14). De modo a proteger as glândulas paratiróides, a dissecção da cápsula tríade deve ser feita o mais próximo possível do parênquima da glândula tiroide e a ligadura da artéria tiroide inferior deve ser feita a partir dos ramos terminais junto à glândula tiroide, de modo a não perturbar o fluxo sanguíneo das glândulas paratiróides. Apesar de uma dissecção meticulosa e cuidadosa, a incidência de paratiroidectomia não desejada é de 9-19% (3,15).

Em alguns casos, a proteção das glândulas paratiróides pode não ser possível. Nesses casos, deve ser efectuada a autotransplantação da glândula paratiroide. Para realizar o autotransplante, a glândula paratiroide deve ser excisada e depois colocada em soro fisiológico gelado, a secção congelada e o tecido paratiorial devem ser confirmados e, em seguida, o transplante intramuscular deve ser feito em pequenos pedaços. A localização após o transplante é marcada por sutura não absorvível ou clip. O músculo esternocleidomastóideo é o local mais utilizado para o autotransplante, pois não necessita de outras incisões (4). O músculo peitoral e o músculo braquiorradial são outras localizações que podem ser utilizadas para o autotransplante, principalmente para os procedimentos realizados para o hiperparatireoidismo, se necessário, para facilitar o segundo procedimento cirúrgico. A função normal da glândula paratireoide autotransplantada é de aproximadamente 6 semanas (16). O objetivo do autotransplante de paratiroide é prevenir o hipoparatiroidismo permanente. Estudos demonstraram que existe uma correlação entre o número de glândulas paratiróides autotransplantadas e a incidência de hipotiroidismo transitório (4). A reposição pré-operatória e pós-operatória de cálcio e vitamina D é recomendada em doentes com Graves, especialmente no pré-operatório, em doentes com deficiência de vitamina D e elevação da fosfatase alcalina, para prevenir o hipoaparatiroidismo (4, 10, 17).

O hipoparatiroidismo é uma condição preocupante para os pacientes com o prolongamento da hospitalização e sintomas de hipocalcemia. A hipocalcemia geralmente se desenvolve após 24 horas de pós-operatório. A dosagem intra-operatória de PTH (IOPTH) pode ser um marcador de risco de hipoaratiroidismo. Numa meta-análise, se o nível de PTH for superior a 15ng/ dL após 20 minutos de tiroidectomia completa, o doente pode ter alta com uma preparação profilática de cálcio, e se o cálcio profilático e o calsitriol forem administrados abaixo de 15ng/ dL, pode ter alta.

A curva de redução das dosagens de cálcio e PTH realizadas no pós-operatório é um indicador do desenvolvimento de hipocalcemia (6). Entretanto, para a realização dessas dosagens, o paciente necessita de maior tempo de internação e custos com exames bioquímicos. Após tireoidectomia total bilateral, mesmo com exploração das glândulas paratireóides, observou-se suplementação rotineira de cálcio e vitamina D, sintomas de hipocalcemia importante e longo período de internação (18,19,20). O cálcio e o calcitriol a serem administrados na literatura não têm um consenso quanto à dose e duração do tratamento. Em estudos recentes, são administrados 3g/dia de cálcio durante duas semanas e 0,5-1 mcg/dia de calcitriol em casos selecionados (4,18,21).

Referências:

1. Amit Kochhar. Anatomia da glândula paratireoide, 2013. https://emedicine.medscape.com/article/1949105-overview

2. Akerstrom G, Malmaeus J, Bergstrom R. Surgical anatomy ofhuman parathyroid glands. Surgery. 1984 Jan;95(l):14-21.

3. Lee NJ, Blakey JD, Bhuta S, Calcaterra TC. Paratireoidectomia não intencional durante tireoidectomia. Laryngoscope. 1999 Aug;109(8):1238-40.

4. Stack BC Jr, Bimston DN, Bodenner DL, Brett EM, Dralle H, Orloff LA, Pallota J, Snyder SK, Wong RJ, Randolph GW. American Association of Clinical Endocrinologists and

American College of Endocrinology Disease State Clinical Review: Postoperative Hypoparathyroidism-Definitions And Management. Endocr Pract. 2015 Jun;21(6):674-85.

5. Palazzo FF, Sywak MS, Sidhu SB, Barraclough BH, Delbridge LW. Parathyroid autotransplantation during total thyroidectomy-does the number of glands transplanted affect outcome? World J Surg. 2005 May;29(5):629-31

6. Jacobs JK, Aland JW Jr, Ballinger JF. Tireoidectomia total. Uma revisão de 213 pacientes. Ann Surg. 1983 May;197(5):542-9.

7. Reeve T, Thompson NW. Complicações da cirurgia da tiroide: como evitá-las, como geri-las e observações sobre o seu possível efeito em todo o doente. World J Surg. 2000 Aug;24(8):971-5.

8. Gonzalez-Botas, J. H., & Piedrahita, D. L. Hypocalcaemia after total thyroidectomy: incidence, control and treatment. Ata Otorrinolaringologica (English Edition). 2013 July;d4(2), 102-107.

9. Glinoer D, Andry G, Chantrain G, Samil N. Clinical aspects of early and late hypocalcaemia afterthyroid surgery. Eur J Surg Oncol. 2000 Sep;26(6):571-7.

10. Thomusch O, Machens A, Sekulla C, Ukkat J, BrauckhoffM, Dralle H. O impacto da técnica cirúrgica no hipoparatiroidismo pós-operatório na cirurgia bilateral da tiroide: uma análise multivariada de 5846 doentes consecutivos. Surgery. 2003 Feb;133(2):180-5.

11. Song CM, Jung JH, Ji YB, Min HJ, Ahn YH, Tae K. Relação entre hipoparatiroidismo e o número de glândulas paratiróides preservadas durante a tiroidectomia. World J Surg Oncol. 2014 Jul 7;12:200.

12. Lo, Chung-Yau.Parathyroid autotransplantation during thyroidectomy. ANZjoumal of surgery. 2002, 72:902-907.

13. Shaha AR, Jaffe BM. Preservação das paratiróides durante a cirurgia da tiroide. Am J Otolaryngol. 1998 Mar-Abr;19(2):113-7.

14. Almquist M, Hallgrimsson P, Nordenstrom E, Bergenfelz A. Previsão de hipoparatiroidismo permanente após tiroidectomia total. World J Surg. 2014 Out;38(10):2613-20.

15. Lo CY, Lam KY. Hipocalcemia pós-operatória em pacientes submetidos ou não a autotransplante de paratireoide durante a tireoidectomia: um estudo comparativo. Surgery. 1998 Dec;124(6):1081-6

16. Lo CY, Tam SC. Autotransplante de paratiroide durante a tireoidectomia: documentação da função do enxerto. Arch Surg. 2001 Dec;136(12):1381-5.

17. Rolighed L, Rejnmark L, Sikjaer T, HeickendorffL, Vestergaard P, Mosekilde L, Christiansen P. Vitamin D treatment in primary hyperparathyroidism: a randomized placebo controlled trial. J Clin Endocrinol Metab. 2014 Mar;99(3):1072-80.

18. Roh JL, Park CI. Suplementos orais de rotina de cálcio e vitamina D para prevenção de hipocalcemia após tireoidectomia total. Am J Surg. 2006 Nov;192(5):675-8.

19. Moore JR, Francis D. Oral calcium supplements to enhance early hospital discharge after bilateral surgical treatment of the thyroid gland or exploration of the parathyroid glands. Journal of the American College of Surgeons, 1994, 178.1: 11-16.

20. Bellantone R, Lombardi CP, Raffaelli M, Boscherini M, Alesina PF, De Crea C, Traini E, Princi P. A terapia de suplementação de rotina (cálcio e vitamina D) é útil após a tiroidectomia total? Surgery. 2002 Dec;132(6):1109-12

21. Karakas E, Osei-Agyemang T, Schlosser K, Hoffmann S, Zielke A, Rothmund M, Hassan I. The impact of parathyroid gland autotransplantation during bilateral thyroid surgery for Graves' disease on postperative hypocalcaemia. Endocr Regul. 2008 Jun;42(2-3):39-44.

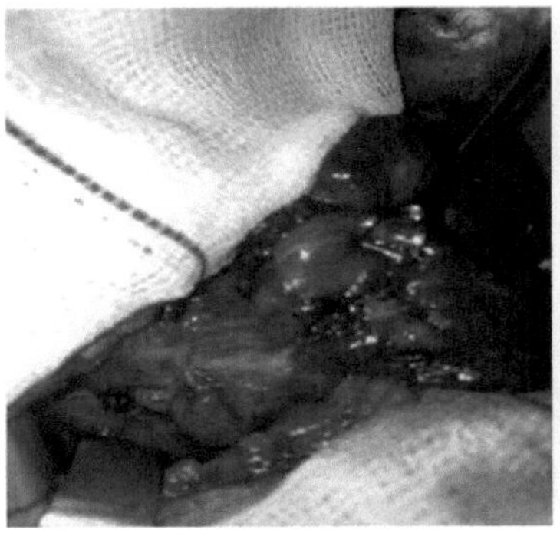

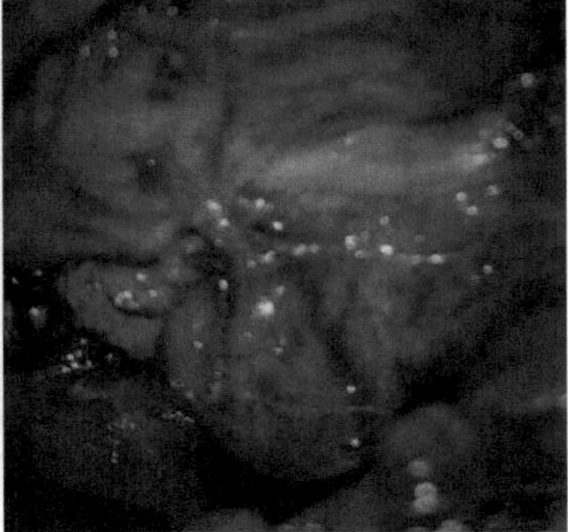

Figura 1. Glândula paratireoide

Capítulo 9

HIPOCALCEMIA APÓS TIROIDECTOMIA

Autor

Dogan Gonullu,MD

Cirurgião Geral, Prof. Associado

Hospital de Formação e Investigação Gaziosmanpasa Taksim, Departamento de Cirurgia, Turquia

ÍNDICE

1. ANATOMIA DAS GLÂNDULAS PARATIRÓIDES

As glândulas paratiróides superiores desenvolvem-se a partir da quarta bolsa branquial e as glândulas paratiróides inferiores desenvolvem-se a partir da terceira bolsa branquial. Nos estudos de autópsia, foi demonstrado que 84-97% dos casos têm 4, 3-6% têm 2-3 e 3-6% têm 6 glândulas paratiróides. As glândulas paratiróides pesam 20-30 mg e têm um tamanho de 3x3x3mm. Podem ser castanhas escuras ou claras, consoante a proporção de gordura, a idade e o grau de acumulação de sangue(l).

Enquanto as glândulas paratiróides estão normalmente localizadas na região onde a artéria tiroideia inferior entra na glândula tiroide, as glândulas paratiróides superiores estão perto da membrana cricotiroideia do nervo laríngeo recorrente e localizadas na artéria tiroideia superior.

A alimentação das glândulas paratiróides deve-se às artérias paratiróides superior e inferior; 90-95% das glândulas paratiróides inferiores são alimentadas pela artéria tiroideia inferior e 5-10% são alimentadas pela artéria tiroideia superior. A vascularização de 80-8% das glândulas paratiróides superiores é fornecida pela artéria tiroide inferior (1,2).

2. METABOLISMO DO CÁLCIO

O cálcio é um importante "bloco de construção" no mecanismo de coagulação, na contração muscular, como neurotransmissor e na secreção hormonal; o cálcio intracelular é importante na divisão celular como "segundo mensageiro". Pode ser facilmente observada em desequilíbrios do cálcio extracelular, especialmente na atividade neuromuscular; **a hipercalcemia** exprime-se por relaxamento muscular (fraqueza), arreflexia, anorexia, obstipação, vómitos, depressão, confusão e coma. A hipercalciúria, a nefrolitíase e a perturbação das funções renais ocorrem após uma hipercalcemia de ação prolongada. Na **hipocalcemia,** surgem sintomas como ansiedade, contração, epilepsia, tetania, Chvosteck e Trousseau positivos e espasmo carpopedal, estridor, broncoespasmo e sintomatologia óssea (1,3).

2a: Homeostase do cálcio (Figura 1): O equilíbrio do cálcio é o equilíbrio entre a absorção intestinal - o armazenamento no osso - e a excreção renal. A quantidade total de cálcio no corpo é de aproximadamente 1000 gramas, 99% dos quais são armazenados no osso como hidroxiapatite [Caio(P04)6(OH)$_2$], e 10 mmol de Ca mobilizados durante a reabsorção óssea revelam 6 mmol de fosfato (1:2). No sangue, 70% circula ligado a uma proteína - 80% à albumina e 20% à globulina - e, por conseguinte, a quantidade total de cálcio varia em função da quantidade de albumina no sangue: uma alteração de 1 gr/dL na albumina conduz a uma alteração (diminuição ou aumento) de 0,8 mg/dL no cálcio total (4).

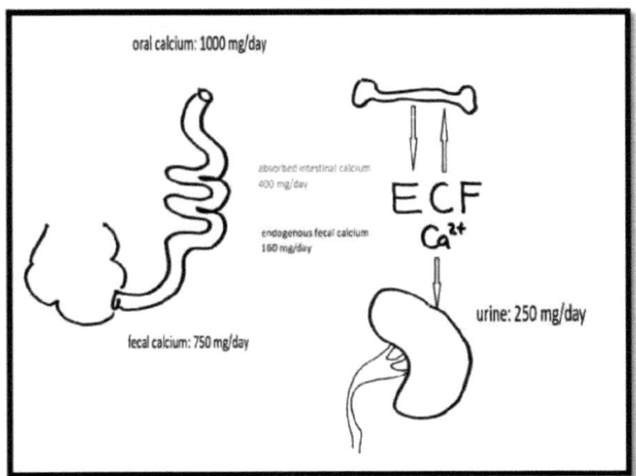

Figura 1: homeostase do cálcio num adulto normal.

Se o nível de albumina sérica for inferior a 4 gr/dL, o "valor de cálcio corrigido" é calculado utilizando a fórmula Ca(mg/dL)=Ca medido(mg/dL)+0,8x(4-albumina sérica gr/dL) (3).

6% do cálcio total do sangue encontra-se sob a forma de iões livres; no adulto, os níveis de cálcio total variam entre 8,5 e 10,5 mg/dL, enquanto as formas ionizadas variam entre 1,17 e 1,33 mM. O valor do cálcio ionizado depende do nível de pH sérico; nos locais de ligação proteica do cálcio, existe uma competição entre H^+ e Ca^{2+} : o pH alcalino diminui o nível de cálcio ionizado, enquanto que as condições ácidas o aumentam; por cada diminuição de 0,1, o nível de cálcio ionizado aumenta 0,05 mM/dL (1,4).

Os valores de cálcio sérico são mais elevados na infância, em comparação com os adultos. Os níveis de cálcio sérico total e de albumina tendem a diminuir durante a gravidez, mas a forma ionizada mantém-se inalterada. Apesar das perdas de 200-300 mg/dia durante a lactação, a absorção aumenta com os níveis de vitamina D, e as perdas são compensadas.

A quantidade diária de cálcio necessária aumenta com a idade - 210 mg para um bebé de seis meses e 1000 mg para um adulto de 50 anos (5).

2b: Absorção de cálcio: 20-70% da ingestão diária é absorvida, e este rácio de absorção diminui com a idade; em condições como a lactação, desequilíbrio de cálcio, o rácio de absorção aumenta. Se a ingestão de cálcio baixar para 200-400 mg/dia, mesmo que a absorção aumente para 70%, não será suficiente para restabelecer o equilíbrio do cálcio. Se, pelo contrário, os níveis de cálcio forem elevados, isso conduz a uma diminuição da absorção que é fixada num máximo de 400 mg/dia.

A absorção do cálcio ocorre principalmente no duodeno e no jejuno proximal. Esta zona contém proteínas de ligação ao cálcio dependentes da vitamina D e o pH intraluminal baixo separa o cálcio elementar dos complexos alimentares. Quando o trânsito é rápido, o cálcio é absorvido no íleo terminal. A absorção é conseguida através de mecanismos paracelulares e transcelulares: passivamente paracelular se o nível de cálcio intraluminal for elevado, e ativamente transcelular se os níveis de cálcio da dieta forem baixos (<10 mmol/L) (4). Aproximadamente 150 mg/dia são excretados pelos intestinos como "cálcio fecal endógeno" (Figura 2).

2c: Excreção renal de cálcio: 60-70% da reabsorção de cálcio ocorre no túbulo proximal de forma passiva, por difusão. Os restantes 20-25% são reabsorvidos ao nível da ansa de Henly, um processo para o qual o transporte paracelular tem importância. Em condições hipercalcémicas, devido a mecanismos locais, a reabsorção de cálcio diminui independentemente da PTH; 8-10% do cálcio filtrado é absorvido nos segmentos distais, sendo a absorção a este nível ativa. A reabsorção de cálcio a nível tubular ocorre sob a influência da PTH, e o efeito da hormona é ampliado pelo efeito da vitamina D. A calcitonina inibe a reabsorção de cálcio no túbulo proximal. O excesso de hormona do crescimento (GH) ou cortisol provoca hipercalciúria devido ao aumento da filtração do cálcio. Os estrogénios, no entanto, aumentam a reabsorção tubular de cálcio. Em condições normais, a quantidade de cálcio excretada pela urina deve ser igual à quantidade absorvida pelos intestinos (1,4,6).

2d: Factores que afectam o equilíbrio do cálcio:

Vitamina D: Uma vitamina hidrossolúvel sintetizada através do colesterol (7-dehidrocolesterol) no homem e nos animais, e do ergosterol nas plantas (vitaminas D2 e D3). Sob a influência dos raios ultravioleta da luz solar (comprimento de onda 290-310 micrómetros), o 7-dehidrocolesterol é primeiro convertido em pré-D_3 na pele (entretanto, são produzidas substâncias secundárias inertes como o lumisterol e o taquisterol) e depois em calciferol e colecalciferol (1). As vitaminas D2 e D3 são transformadas no fígado em 25-hidroxi vitamina D2 e 25-hidroxi vitamina D3. As vitaminas D2 e D3. absorvidas no intestino ligam-se também à VDBP e são transportadas para o fígado para serem hidroxiladas (1,6).

A 25-hidroxi vitamina D3 é inativa e é transportada para os rins para ser activada. O carbono 1 é hidroxilado e a 1-25 hidroxi é transformada em vitamina D3. A PTH, a hipocalcemia e os níveis baixos de fosfato sérico aumentam a atividade da enzima 25-dihidroxivitamina L hidroxilase, que promove esta reação (4).

Efeito intestinal da vitamina D: A absorção de cálcio tem lugar a nível intestinal no duodeno e no jejuno proximal. Devido a mecanismos activos (transcelulares) e passivos (paracelulares), o cálcio que entra na célula através dos canais de cálcio localizados nos enterócitos de transporte intraluminal, liga-se à calbindina no citoplasma (calbindina Dgk/intestino e calbindina D28K/rim) e é transportado para a membrana basal. Passa através da membrana basal através do permutador de sódio-cálcio (NCX) **(Figura 2).** A vitamina **D** aumenta a absorção de cálcio, aumentando a contagem de EcaC e despoletando a expressão de calbindina (4). A expressão das proteínas de transporte da vitamina D diminui com a idade.

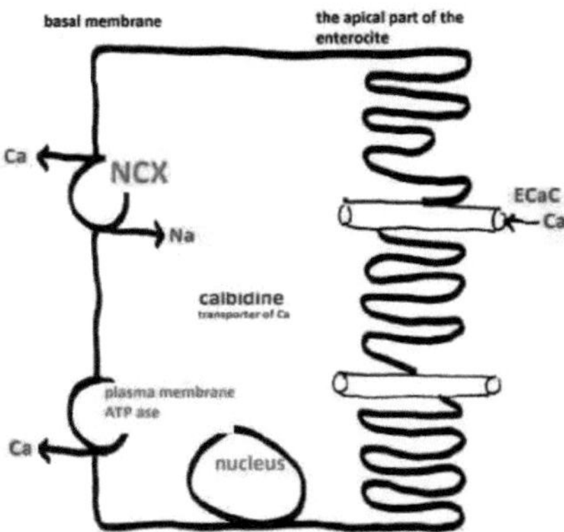

Figura 2: mecanismo transcelular de absorção de Ca: ECaE (canal epitelial de cálcio), NCX (permutador de sódio e cálcio)

Reabsorção renal: Cerca de 80% do cálcio filtrado através dos glomérulos é reabsorvido pelo túbulo proximal e 15% pela ansa de Henle. O rim tem um papel importante na metabolização do cálcio, em termos de ativação da vitamina D3; Fraser e Kodicek observaram uma diminuição dos níveis de vitamina D3 em doentes nefrectomizados. A reabsorção a nível renal ocorre com mecanismos semelhantes aos do intestino (7): O EcaCl está localizado no lado apical do epitélio tubular, o transporte no citoplasma é efectuado pela Calbindina D28k e a expressão de ambas as proteínas está sob a influência da vitamina D. Estas duas sínteses proteicas são também influenciadas pelo fosfato e magnésio da dieta. Em caso de hipocalcemia, os níveis de cálcio do ultrafiltrado diminuem e a reabsorção de cálcio ao nível do nefrónio aumenta (4).

Paratormona: segregada pelas glândulas paratiróides, tem uma estrutura de 84 aminoácidos. A secreção de paratormona está estritamente ligada ao nível de cálcio iónico extracelular - um nível baixo de cálcio aumenta a secreção de PTH e um nível alto de cálcio diminui essa secreção. A PTH influencia diretamente os rins e os ossos, e indiretamente o intestino. Ao nível renal, aumenta a reabsorção de cálcio e o efeito da 1α hidroxilase (aumenta a síntese de 1α25 dihidroxivitamina D3); aumenta a reabsorção de cálcio no osso (1,6).

Detectados sobretudo nas células da paratiroide, mas também presentes nas células dos rins, dos ossos e do intestino (1,8), os receptores sensíveis ao cálcio (CaSR) são altamente sensíveis aos níveis de cálcio iónico extracelular. Estes receptores são capazes de detetar rapidamente as alterações nos níveis diários de cálcio sérico e aumentar ou diminuir a secreção de PTH em conformidade. A mutação destes receptores causa Hipercalcemia Hipocalciúrica Familiar (HFH) - a sensibilidade dos receptores aos níveis de cálcio diminui (alteração do "set point") mas, com níveis de cálcio muito elevados, a PTH pode diminuir como feedback. Como mecanismo de feedback mais lento, a atividade ocorre através da vitamina D3. A função deste mecanismo é prevenir a continuação da hipercalcémia.

O efeito da paratormona no rim é especialmente a diminuição da reabsorção de fosfato no túbulo proximal (causando fosfatúria), e a D3 ativa tem um impacto sinérgico no túbulo distal. A PTH, ao aumentar diretamente o efeito da l α hidroxilase, aumenta o nível de lα -25 dihidroxivitamina D3. A influência da PTH é muito baixa na insuficiência renal, causando uma diminuição significativa na secreção de fosfato e na reabsorção de cálcio, resultando em hiperparatiroidismo secundário (5, 6, 8).

O eventual efeito da PTH no osso é a desmineralização óssea e o aumento da concentração sérica de cálcio, através do aumento da reabsorção de cálcio. Como os osteoclastos não possuem receptores de PTH, são activados mecanismos indirectos: A PTH assegura a síntese do "recetor activator of nuclear fator kB ligand" estimulando os osteoblastos, e a síntese de OPG (osteoprotegerina) antagonizada pelo RANK diminui. O RANKL ativa as células osteoclásticas e o cálcio é libertado do osso, provocando a desmineralização (RANKL, OPG, sistema osteoclástico) (4). **Calcitonina:** Sintetizada como 32 aminoácidos pelas células parafoliculares da tiroide, os seus efeitos são controversos. Embora tenha efeitos significativos em peixes e roedores, presume-se que os seus efeitos no ser humano sejam mínimos (4). Os efeitos presumidos incluem o aumento da síntese de la hidroxilase nos rins e um efeito anti osteoclástico ao nível dos ossos. No acompanhamento a longo prazo de pacientes com tiroidectomia ou tiroidite autoimune, não foram observadas alterações na densidade óssea devido à falta de calcitonina (9).

3. CAUSAS DE HIPOCALCEMIA PÓS-OPERATÓRIA: HIPOPARATIROIDISMO

As glândulas paratiróides são pequenas estruturas frágeis que partilham o fornecimento de sangue com as glândulas tiróides. O seu pequeno tamanho (normalmente, 30-60 mg) e a sua constituição frágil tornam-nas especialmente vulneráveis a lesões durante a tiroidectomia. Após a tiroidectomia, ocorre uma hipocalcemia grave em doentes cujas funções das paratiróides diminuem significativamente ou desaparecem completamente. A complicação pós-operatória mais importante da tiroidectomia total que afecta a qualidade de vida é a hipocalcemia. Num estudo recente (10), 80% dos 374 doentes com hipoparatiroidismo persistente recorreram ao serviço de urgência devido a esta condição, alguns dos quais tiveram de ser hospitalizados.

De acordo com uma meta-análise (11), a prevalência de hipocalcemia pós-operatória é de 19-38%, enquanto a prevalência de hipoparatiroidismo persistente é de 0-3%. Outra grande análise multivariada (12) relatou rácios amplos - 6,9-46% para hipoparatiroidismo temporário e 0,4-33% para hipoparatiroidismo persistente. Na sua análise de vigilância, o Colégio Americano de Cirurgia reportou uma prevalência de hipoparatiroidismo persistente de 8% (13). Estes rácios são muito mais elevados em grandes estudos multicêntricos e nacionais; argumenta-se que a diferença entre estes números se deve à falta de padronização nas definições. Especialmente nos estudos que investigam a hipocalcemia pós-operatória, alguns consideram a necessidade de reposição de cálcio e vitamina D dentro de 24 horas, enquanto outros apenas registam níveis baixos de cálcio sérico. A maioria destes estudos definiu hipoparatiroidismo persistente como a necessidade de cálcio e vitamina D durante mais de 6 meses (11, 14).

Outros factores que influenciam o hipoparatiroidismo pós-operatório são a dissecção linfática central bilateral do pescoço, a insuficiência de vitamina D, o sexo feminino, a tiroidite autoimune subjacente (doença de Hashimoto ou de Graves), a cirurgia gástrica prévia (especialmente a cirurgia gástrica restritiva para a obesidade ou a cirurgia de bypass gástrico em Y de Roux) (15). É extremamente difícil calcular/relatar os rácios de hipoparatiroidismo pós-operatório devido a uma série de parâmetros envolvidos, que incluem (1) sintomas clínicos (sintomático vs. assintomático), (2) parâmetros bioquímicos (níveis séricos de cálcio, PTH intacta), (3) critérios terapêuticos (vitamina D ou necessidade de cálcio para tratamento), (4) duração do suplemento de cálcio. Nas clínicas em que se realiza um grande volume de cirurgia da tiroide/paratiroideia, a taxa de hipoparatiroidismo permanente após tiroidectomia total é inferior a 1%, enquanto que a taxa aumenta até 1-15% se for realizada uma linfadenectomia central (6, 15).

A hipocalcemia pós-tiroidectomia é permanente ou persistente. É persistente se os sintomas não se desenvolverem no primeiro ano após a paragem do tratamento de substituição, é permanente se os sintomas se desenvolverem posteriormente e se este processo se prolongar por um ano (1, 3, 6, 13). Na deficiência da hormona PTH, a reabsorção de cálcio a partir do osso, a reabsorção a partir dos rins e a absorção a nível intestinal diminuem. Acredita-se que a queda do cálcio sérico abaixo de 8 mg/dL durante a fase pós-operatória precoce (<4 horas) e o nível de aiPTH abaixo de <10 pg/ml sejam fatores preditivos positivos para hipocalcemia pós-operatória (17).

Hipocalcemia temporária: A isquemia das glândulas paratiróides, a secreção de endotelina I (ET-I) e a hipotermia das glândulas paratiróides ocorrem na supressão das paratiróides. Em alguns casos, como a síndrome do osso faminto e a diminuição da reabsorção de cálcio nos rins, a hipocalcemia desenvolve-se sem a presença de hipoparatiroidismo.

O hipoparatiroidismo desenvolve-se normalmente durante a cirurgia devido a isquemia temporária das glândulas paratiróides, perda da glândula, traumatismo térmico ou perturbações no retorno venoso. As glândulas paratiróides são alimentadas por um ramo terminal fino. Durante muito tempo se discutiu se a ligadura da artéria tireoidiana inferior deveria ser lateral à artéria ou próxima à cápsula, e muitos estudos foram realizados sobre o assunto; finalmente, chegou-se a um consenso, indicando uma falta de diferença estatisticamente significativa em termos de desenvolvimento de hipoparatireoidismo. Em aplicações recentes, a artéria da cápsula, que conduz à glândula paratiroide, é preservada, e todas as outras artérias terminais são ligadas. Durante este procedimento, ou durante o isolamento do nervo recorrente, pode ocorrer estase venosa local e causar hipocalcemia transitória no pós-operatório. Se se observar uma alteração da cor da glândula paratiroide (escurecimento, cianose), esta é removida e colocada em soro fisiológico. No final da operação, é cortada em pedaços finos e autotransplantada num músculo bem alimentado (esternocleidomastóideo, esterno-tiroideu, parte flexora do braquiorradial). Rotineiramente, a peça extraída é avaliada posteriormente e, se for localizada uma glândula paratiroide na peça de tiroidectomia, esta é autotransplantada. Alguns opositores argumentam que algumas paratireoides com alteração de cor voltam ao normal após a cirurgia, indicando ser desnecessário o autotransplante. Estes autores fizeram uma avaliação visual da viabilidade das paratireóides e tentaram correlacioná-la com os achados laboratoriais pós-operatórios, relatando que o desenvolvimento de hipoparatireoidismo nos casos com viabilidade alterada em todas as paratireóides foi de 40% temporário e 20% permanente (18).

A ET-f, segregada temporariamente como um reagente de fase aguda das células da tiroide, paratiróides e endoteliais durante a tiroidectomia, desempenha um papel vasoconstritor e é considerada responsável pela hipocalcemia temporária e pelo hipoparatiroidismo (19, 20). Embora as glândulas sejam protegidas durante a cirurgia, as fases de hipotiroidismo temporário não podem ser totalmente explicadas. Experimentalmente, foi demonstrado que os receptores ET-1 (20) suprimem diretamente as glândulas paratiróides e, ao aumentar a atividade osteoblástica, criam um efeito hipocalcémico (19). Foram detectados níveis elevados de ET-1 em amostras de sangue retiradas da veia jugular durante a cirurgia (21). Antes da cirurgia, em condições em que a reabsorção óssea é grave (osteíte fibrosacística, reabsorção da falange distal, aumento dos níveis de fosfatase alcalina, osteodistrofia renal), a hipocalcemia resultante causa achados mais graves e responde mal e em períodos mais longos ao tratamento com cálcio. Estes casos que desenvolvem a síndrome do "osso faminto" devem ser monitorizados de perto durante algumas semanas ou meses com tratamento agressivo (13). Quanto à hipocalcemia devida apenas à deficiência de PTH, os níveis séricos de cálcio e PTH são baixos, enquanto os níveis séricos de fósforo são altos. Por outro lado, em pacientes que desenvolvem a "síndrome do osso faminto", os níveis séricos de cálcio e fosfato estão baixos, e o PTH está alto ou normal. A importância dos níveis pré-operatórios de vitamina D para o desenvolvimento de hipocalcemia pós-tireoidectomia é controversa. Erbil et al. (22) argumentam que a deficiência pré-operatória de vitamina D desempenha um papel importante no desenvolvimento de hipocalcemia pós-operatória, e Uludag et al. (3) relatam deficiência pré-operatória de vitamina D em 25,6% dos pacientes com tireoidectomia total que desenvolvem hipocalcemia. No entanto, nem Ravikumaret. al. (23), que efectuou uma grande meta-análise (24), nem o estudo de Chia et. al. (25) conseguiram associar a deficiência de vitamina D pré-operatória à hipocalcemia pós-operatória (24).

Hipoparatiroidismo persistente: O hipoparatiroidismo persistente ocorre devido a necrose vascular ou ressecção acidental das glândulas paratiróides. Numa série de casos constituída por doentes operados a cancro papilar da tiroide, Sidhic et al. (26) relataram que a taxa de paratiroidectomia acidental foi de 19,8%. Em 17,6% dos casos, foi removida uma única paratiroide, enquanto em 1,5% foram removidas duas paratiróides e em 0,7% foram removidas três paratiróides. Na literatura, os rácios de paratiroidectomia incidental variam entre 8-21% (18).

O hiperparatiroidismo persistente desenvolve-se em correlação negativa com o número de glândulas paratiróides ressecadas - se forem ressecadas uma ou duas glândulas, o nível de cálcio sérico é de cerca de 7,5-8 mg/dL; se forem ressecadas 3-4, desenvolve-se uma hipocalcemia grave e o nível de cálcio sérico desce para menos de 5 mg/dL. A tetania evolui para uma doença grave acompanhada de laringoespasmo e convulsões.

Definição de hipoparatiroidismo

O diagnóstico de hipoparatiroidismo pós-operatório baseia-se nos achados clínicos e laboratoriais. Durante as primeiras 12 horas de pós-operatório, uma ligeira diminuição do cálcio sérico nem sempre indica a disfunção das glândulas paratiróides. Na maioria dos casos, os resultados voltam ao normal em 24 horas e não há sinais clínicos (1). Após a tireoidectomia realizada por tireotoxicose, a hipocalcemia ocorre precocemente (nas primeiras 24 horas) e de forma intensa; o cálcio e o fósforo no sangue passam rapidamente para o osso e também a hiperventilação devido à dor/ansiedade pós-operatória aprofunda a deficiência de cálcio iónico. Os resultados clínicos e a hipocalcemia devido à disfunção da paratiroide surgem num prazo de 48-72 horas, graças aos depósitos de cálcio do corpo.

Para se falar de **hipoparatiroidismo clínico,** é necessário que, para além dos achados bioquímicos de hipoparatiroidismo, exista dormência na boca e nas partes terminais das extremidades, espasmo carpopedal, dispneia, cefaleias, alterações no ECG e na densidade óssea. O hipoparatiroidismo bioquímico (na disfunção da paratiroide), por outro lado, é definido com PTH intacta baixa (embora nem sempre abaixo do limite inferior, geralmente 12 pg/mL), hipocalcemia (valor de cálcio corrigido <8,5 mg/dL, cálcio ionizado <1,15 mmol/L) e hiperfosfatemia (1). Na síndrome do osso faminto, a hipocalcemia é acompanhada por um nível normal de paratormona e hipofosfatemia.

O hipoparatiroidismo pós-cirúrgico é temporário ou permanente com base num limite de tempo de 12 meses. Se o hipoparatiroidismo for curado no prazo de 12 meses, é "temporário". Se, no entanto, não for curado após 12 meses de terapia de substituição e se não for observado um aumento progressivo dos níveis de paratormona, é "permanente". Nos casos de hipoparatiroidismo temporário, o cálcio e o 1,25 dihidroxicolecalciferol ou, por vezes, o magnésio são utilizados para apoiar as glândulas pouco funcionais ou como tratamento de substituição completo. Entretanto, os níveis séricos de cálcio, magnésio, fosfato e PTH são monitorizados e espera-se que as funções das glândulas paratiróides aumentem. Quando as funções melhoram, podem surgir complicações neurológicas e cardíacas nos doentes que recebem doses elevadas de calcitriol. Os sintomas do hipoparatiroidismo dependem da irritabilidade neuromuscular devida à hipocalcemia intensa; nas fases iniciais, pode ocorrer dormência nas extremidades distais, à volta da boca e da língua. Numa hipocalcemia mais intensa, podem ser observadas cãibras e espasmos carpopedais nos músculos (13). Estes sintomas são frequentemente acompanhados de ansiedade, que os pode agravar devido à hiperventilação. A alcalose respiratória resultante leva mais cálcio para as células, baixa os níveis séricos de cálcio e agrava os sintomas. Isto pode levar a uma tetania intensa. Uma vez que as mãos e os antebraços dos doentes são gravemente afectados pelos espasmos musculares, estes podem ter dificuldade em realizar as suas actividades diárias (4, 10, 12). Nos doentes cujos resultados clínicos não são significativos, são aplicados testes de provocação. O achado de Chvostek baseia-se na contração dos músculos faciais devido a um aumento da irritabilidade do nervo, que é testado batendo suavemente no nervo facial na área lateral da bochecha (0,5-1 cm abaixo da parte zigomática do osso ou 2 cm à frente do lóbulo da orelha). Para obter um resultado positivo, os músculos da face do mesmo lado devem contrair-se. Este achado está presente em 10-30% (3,13) das pessoas com níveis normais de cálcio sérico, e o facto de ser registado no pré-operatório aumenta a importância do teste. O teste não é totalmente fiável em termos de diagnóstico de hipocalcemia, mas constitui um alerta para a monitorização dos níveis de cálcio.

Para o achado de Trousseau, *um* esfigmomanómetro é colocado na parte superior do braço e a pressão sistólica é insuflada acima de 20 mmHg, resultando em espasmo do carpo (flexão do tornozelo e dos dedos, abdução do polegar) em doentes com hipocalcemia. A apresentação deste achado é altamente perturbadora para o doente e a sua utilização não é clinicamente conveniente. Em geral, os sintomas da hipocalcemia são mais fiáveis do que os achados, e mais benéficos em termos de avaliação do doente (4, 10).

Apesar de não ser muito utilizado, o teste de Trousseau-Von Bonsdorff foi desenvolvido com base no achado de Trousseau. Imediatamente após o esvaziamento da braçadeira do esfigmomanómetro utilizado para o teste de Trousseau, o doente respira profundamente (40 respirações por minuto) e observa-se o espasmo carpopedal. A hiperventilação provoca uma alcalose metabólica, aumenta a ligação do Ca à albumina e diminui o nível de Ca ionizado, o que desencadeia uma sensibilidade neuromuscular. É neste mecanismo que se baseia o teste de Troussea-Von Bonsdorff. 10% dos indivíduos normais são positivos neste teste. O achado de Trousseau é mais específico do que o sinal de Chvostek, sendo positivo em 94% dos doentes hipocalcémicos e em 1% dos indivíduos normais (3).

As alterações do ECG devem ser cuidadosamente observadas na hipocalcemia grave: QT mais longo e possível arritmia (13).

Apesar de raro, anos após a cirurgia, pode ocorrer hipoparatiroidismo com sintomas como tetania, convulsões ou quadros psiquiátricos; é a chamada hipocalcemia latente ou borderline. Durante a fase pós-operatória, o doente é capaz de funcionar normocalcémicamente, sem necessidade de cálcio. No entanto, quando a necessidade de cálcio aumenta (durante o crescimento rápido, a gravidez e a amamentação), desenvolve-se hipocalcemia.

Em doentes com hipoparatiroidismo latente não tratado ou não detectado, podem ser observadas complicações graves como cataratas, calcificação dos gânglios basais do cérebro e do cerebelo e edema das papilas (1).

4. O HIPOPARATIROIDISMO É TEMPORÁRIO OU PERMANENTE?

A hipocalcemia pós-tiroidectomia causa ansiedade tanto para o doente como para o cirurgião. A primeira questão que vem à mente é se a situação é temporária ou permanente. Se o cirurgião for capaz de assegurar o doente sobre a temporalidade destes problemas, o doente estará mais inclinado a aceitá-los. No entanto, os achados permanentes de hipoparatiroidismo, a monitorização consistente e as contracções intermitentes desagradáveis causam ansiedade no doente e são difíceis de aceitar.

No seu estudo, L Lorente et. al. (26) sugeriram o número de glândulas paratiróides remanescentes in situ para prever o prognóstico da hipocalcemia; os investigadores agruparam 657 doentes submetidos a tiroidectomia total com base no número de glândulas paratiróides remanescentes in situ e acompanharam estes doentes durante um ano. Foi relatado que o hipoparatiroidismo se desenvolveu em 16% dos doentes com 1-2 glândulas paratiróides remanescentes, 6,5% daqueles com 3 glândulas remanescentes e 2,6% em todas as glândulas remanescentes. Além disso, os autores argumentaram que a permanência de uma única paratiroide com bom fornecimento de sangue era suficiente para prevenir o hipoparatiroidismo (26). Menos de duas paratireóides na peça pós-operatória, boa resposta ao tratamento de reposição na fase pós-operatória precoce, aumento do nível de PTH em 3 meses indicam hipocalcemia temporária. No entanto, (1) uma tríade composta por um achado de Chvostek positivo, um achado de Trousseau positivo e episódios de convulsão, (2) um nível de cálcio sérico pós-operatório inferior a 4 mg/dL, (3) necessidade de cálcio que requer mais de 7 g de lactato de cálcio diariamente na fase inicial, (4) necessidade de cálcio devido à tetania consistente e à falta de estabilidade nos primeiros 10 dias de pós-operatório, (5) disfunção do doente devido à tetania, apesar das intervenções médicas recorrentes, (6) desenvolvimento de perturbações neurológicas devido a um aumento da pressão intracraniana sugerem hipoparatiroidismo permanente (1).

5. PARÂMETROS DE DIAGNÓSTICO E ACOMPANHAMENTO PÓS-OPERATÓRIO

Como se pode prever o desenvolvimento de hipocalcemia pós-tiroidectomia? Com base em que resultados laboratoriais deve o doente ter alta precocemente? Ordenar a reposição rotineira de cálcio e vitamina D para todos os doentes submetidos a tiroidectomia, como se todos fossem desenvolver hipocalcemia, diminui a proporção e a intensidade da hipocalcemia pós-operatória, mas pode levar a um tratamento excessivo em 50% dos doentes (27). Convencionalmente, os níveis séricos de iPTH e cálcio são monitorizados no pós-operatório, mas este método não é rentável e aumenta o tempo de hospitalização. Este é um tema ainda muito discutido na literatura, e ainda não se chegou a um consenso. Clínicas que realizam cirurgias endócrinas extensas desenvolveram diferentes algoritmos de monitorização; segundo alguns autores, o nível de iPTH (<15pg/ml) na 24ª hora de pós-operatório e o nível de cálcio sérico (<1,9 mmol/L) no segundo dia de pós-operatório predizem de forma sensível e específica o desenvolvimento de hipocalcemia, indicando alta segura no segundo dia se os valores do paciente não estiverem baixos (28). Pasquale et al. (29) referem que os níveis séricos de cálcio medidos nas 24-26 horas de pós-operatório têm um elevado valor preditivo positivo, podendo os doentes ter alta com a condição de voltarem mais tarde para controlos de seguimento. Estes autores defendem ainda que este procedimento é rentável.

Com base em sua meta-análise, Edafe et al. (30) relataram que as medidas de iPTH tomadas na primeira hora e no primeiro dia de pós-operatório têm valor preditivo para hipocalcemia, com altas taxas de sensibilidade (69-100%) e especificidade (81-100%). Noureldine et. al. (31) realizaram um estudo no qual dividiram os pacientes em 3 grupos de risco com base nos níveis de iPTH amostrados na 6ª e 8ª horas pós-tireoidectomia: (1) iPTH>20 pg/ml (Masculino) e iPTH>30 pg/ml (Feminino), classificados como grupo de baixo risco, receberam alta no mesmo dia (2) iPTH<20 pg/ml (Masculino) e iPTH<30 pg/ml (Feminino), classificados como grupo de risco ligeiro, foram monitorizados quanto ao cálcio sérico a cada 6-8 horas e tiveram alta se os níveis de cálcio sérico não diminuíssem em 24 horas; se houvesse uma diminuição, era iniciado tratamento de substituição oral com cálcio e calcitriol, (3) iPTH<10 pg/ml (homens) e iPTH<20 pg/ml (mulheres), classificados como grupo de alto risco, receberam tratamento com calcitriol oral e cálcio intravenoso se houvesse sintomas adicionais, o cálcio sérico foi monitorizado a cada 6-8 horas e o doente teve alta com sugestões para continuar o tratamento com cálcio oral e calcitriol se, ao fim de 24 horas, o nível de cálcio sérico voltasse ao normal. Se, no entanto, o cálcio sérico não melhorar ao fim de 24 horas, continua-se a infusão de cálcio intravenoso e solicita-se uma consulta de endocrinologia. No entanto, Grodski et. al. (32) argumentam que a medição do iPTH pode levar a resultados falsos negativos em 7% das vezes, e que a monitorização da PTH também não é muito fiável, se houver deficiência de vitamina D ou tiroidectomia por doença de Basedow (33). A Bove et al. (34) investigaram o valor prognóstico das medidas de iPTH na primeira hora do pré-operatório e do pós-operatório, e relataram que a diminuição grave do iPTH na primeira hora indica o desenvolvimento de hipocalcemia e, principalmente, sua permanência.

6. PROTOCOLOS DE TRATAMENTO/DOSAGEM NA FASE AGUDA

Os resultados da hipocalcemia são observados nas primeiras 24-48 horas após a operação. Antes do tratamento, devem ser avaliados outros factores, como os níveis séricos de cálcio iónico e magnésio, os sintomas, a história de doenças crónicas do doente, a sobrecarga de volume e a desnutrição. Nestes casos, calcula-se o nível de cálcio corrigido (o nível de cálcio sérico é reduzido em 1 mg/dL por cada 0,8 mg/dL de diminuição da albumina) e os níveis de albumina são controlados, tendo em conta o seu potencial para causar pseudo-hipocalcemia.

Na alcalose respiratória, ocorre o contrário: o valor do cálcio total é normal, e observa-se que o cálcio ionizado é baixo no soro, uma vez que se liga à albumina (35)

Durante a fase aguda (13,35), em doentes sintomáticos (espasmo carpopedal, tetania), se for observado um QT mais longo no ECG e se o doente, apesar de assintomático, tiver um nível de cálcio sérico inferior a 7,5 mg/dL (1,9 mmol/L), é iniciada a infusão de cálcio IV. Em situações de emergência, 1-2 ampolas de gluconato de cálcio (equivalente a 90-180 mg de cálcio elementar) são infundidas em 50 cc de dextrose a 5% num período de 10-20 minutos, sendo aplicadas lentamente com monitorização do ECG (pode ocorrer paragem na sístole). Esta dosagem aumenta o nível de cálcio sérico o suficiente para aliviar as queixas em 2-3 horas, e o tratamento continua com uma infusão lenta. O gluconato de cálcio a 10% (90 mg de cálcio elementar numa ampola de 10 cc) ou o cloreto de cálcio a 10% (270 mg de cálcio elementar em 10 cc) também podem ser utilizados em infusão lenta. No entanto, a infusão deve ser efectuada com cuidado, porque quando o cloreto de cálcio é aplicado fora da veia, pode provocar uma necrose tecidular mais grave do que o gluconato de cálcio.

Para preparar uma solução de cálcio elementar de 1 mg/ml, 11 g de gluconato de cálcio (equivale a 990 g de cálcio elementar), 1000 cc de isotónico ou dextrose a 5% (o gluconato de cálcio é uma substância irritante, pelo que deve ser diluído; as soluções utilizadas para a diluição não devem conter bicarbonato/fosfato, uma vez que sedimentam o cálcio e o tornam insolúvel). A velocidade de perfusão é de 50 ml/hora (50 mg/h) e a necessidade do doente é de 0,5-1,5 mg/kg de cálcio elementar.

Na fase aguda, os doentes que respondem bem à perfusão recebem gluconato de cálcio oral (1-4 gr de cálcio elementar/dia). O calcitriol (0,25-0,50 mcg/duas vezes por dia) é também adicionado aos doentes com PTH baixa. O calcitriol pode ser utilizado com a infusão de cálcio durante a fase aguda para obter resultados rápidos.

Em doentes com sintomas ligeiros, adicionam-se 10 ampolas de gluconato de cálcio (90 mg de cálcio elementar por ampola de 10 cc) a 1000 cc de dextrose a 5%, e a velocidade deve ser de 100 cc por hora. O nível de cálcio sérico é monitorizado a cada 1 ou 2 horas e o objetivo é obter o limite inferior do nível normal de cálcio sérico. Quando a estabilidade é atingida, inicia-se o tratamento com cálcio oral.

Se o doente for assintomático e o nível de cálcio for de 7,5-8,5 mg/dl, inicia-se o tratamento oral: a dose diária é de 1000 mg de cálcio elementar e 0,25-2,5 microgramas de Calcitriol (1,25 0H2 vitamina D3).

Algumas clínicas, com o objetivo de prevenir a hipocalcemia temporária, medem a PTH na fase pós-operatória precoce e ordenam a ingestão rotineira de cálcio oral e Calcitriol. De acordo com Tartaglia, a ingestão oral de Calcitriol aumenta a absorção de cálcio e diminui a necessidade de cálcio oral para metade (36).

Com base nos resultados de uma grande meta-análise (24), a reposição rotineira de cálcio após tiroidectomia total diminui a frequência de hipocalcemia e sintomas, indicando a necessidade de adicionar vitamina D à reposição de cálcio em pacientes com alto risco de desenvolvimento de hipocalcemia (dissecção de linfonodo central, cirurgia secundária do pescoço, baixo nível de PTH no intra ou pós-operatório, deficiência conhecida de vitamina D).

Durante o tratamento, o nível de Mg não deve ser ignorado; os níveis séricos de Mg baixam no hipoparatiroidismo ou na resistência à paratormona. Os níveis de cálcio podem ser difíceis de melhorar sem interferir primeiro nos níveis de Mg. Se o Mg sérico for baixo, aplicam-se instantaneamente 2 g (16 mEq) de sulfato de Mg no espaço de 10-20 minutos (em solução a 10%). Depois, a ingestão é continuada com 1 gr (8 mEq) por 100 cc de líquido. Os doentes com insuficiência renal podem desenvolver hipermagnesémia (35). A hipomagnesemia persistente raramente ocorre em perdas gastrointestinais (má absorção) ou renais. Nestes casos, a ingestão de Mg é continuada por via oral com 3 doses e 300-400 mg por dia.

Murakami (37) determinou que os níveis de fósforo inorgânico na urina são preditivos de hipocalcemia crónica; níveis baixos indicam potencial para doença crónica.

A necessidade de tratamento para os doentes com sintomas ligeiros ou crónicos é de 1500-2000 mg/dia (carbonato de cálcio ou citrato de cálcio); o carbonato de cálcio contém 40% de cálcio elementar (1250 mg de carbonato de cálcio contêm 500 mg de cálcio elementar). No hipoparatiroidismo, o objetivo é manter o nível de cálcio sérico entre 8-8,5 mg/dL (2-2,1 mmol/L), uma vez que níveis mais elevados conduzem a calciúria. Até o nível de cálcio sérico estabilizar, o cálcio e o fosfato séricos são monitorizados semanalmente. Depois disso, é suficiente testar os seus níveis a cada 3-6 meses. Nalguns casos, pode ser necessária a reposição oral de cálcio e vitamina D e pode ser considerada a utilização de "PTH humana recombinante".

Em casos de deficiência de vitamina D, é utilizada a vitamina D2 (ergocalciferol) ou a vitamina D3 (colecalciferol); as doses padrão são 50 000 iu/D2 ou Dwit/semana, durante 6-8 semanas. O metabolito da vitamina D Calcitriol também pode ser utilizado, mas é mais caro.

O tratamento continua normalmente até que as paratiróides restantes recuperem a sua função.

7. VALORES ESTIMADOS COM BASE EM ACHADOS CLÍNICOS

O desenvolvimento de hipocalcemia após tiroidectomia total é difícil de prever, e os clínicos apresentam abordagens diferentes sobre o assunto. Algumas clínicas preferem rotineiramente a reposição de cálcio no pós-operatório, outras preferem esperar que o paciente se torne sintomático. Muitos estudos concluem que, apesar de se medir o cálcio, a PTH e a vitamina D no pós-operatório, não é rentável. Apenas as medidas de PTH são consideradas mais custo-efetivas e têm maior valor preditivo nas primeiras horas (38). Lam e Kerr (39) referem que, no seu estudo, os doentes cujo nível de PTH na primeira hora de pós-operatório é inferior a 8 pg/ml têm um risco elevado de desenvolver hipocalcemia, enquanto aqueles cujo nível de PTH é superior a 9 pg/ml continuam normocalcémicos. No estudo de Lombardi et al. (40) o risco de desenvolver hipocalcemia para pacientes cujos níveis de PTH estavam abaixo de 10 pg/ml na 4ª-5ª hora de pós-operatório foi de 98%. Em outro estudo realizado na Austrália (41), a dosagem de PTH na quarta hora apresentou sensibilidade de 70,6%, especificidade de 92,6% e valor preditivo positivo de 71,6%, e os autores sugeriram sua dosagem de rotina.

Higgins et al. relataram que em 64% dos pacientes que necessitaram de reposição de cálcio no pós-operatório, os níveis de PTH no pós-operatório foram 75% menores do que os níveis de PTH no pré-operatório (41).

Num estudo retrospetivo (42), observou-se que os doentes desenvolveram hipocalcemia sintomática nas primeiras 36 horas; de acordo com estes autores, se a amostra de cálcio recolhida na manhã do primeiro dia de pós-operatório for detectada como sendo mais de 1,1 mg/dl (12%) inferior ao último valor de cálcio pré-operatório, o risco de desenvolvimento de hipocalcemia é muito elevado e a reposição de cálcio deve ser iniciada imediatamente, de modo a que, especialmente, a duração da hospitalização possa ser encurtada.

8. SUGESTÕES DE TRATAMENTO MÉDICO DURANTE A FASE CRÓNICA A hipocalcemia crónica está na base das cataratas, das anomalias da pele e das unhas e das infecções por Candida. De acordo com a idade de início, pode também causar anomalias no desenvolvimento dentário em indivíduos jovens (43).

Durante a fase pós-operatória, a quantidade de cálcio elementar nas preparações de cálcio utilizadas por via oral difere significativamente. Por conseguinte, ao elaborar o plano de tratamento, esta fórmula deve ser tida em conta:

Igr Ca^{2+} =4 gr Ca acetato = 8gr Lactato= llgr Ca gluconato

No período pós-operatório, o tratamento da hipocalcemia aguda depende da sua intensidade e dos sintomas. Os níveis de cálcio sérico total estão associados aos sintomas, mas existem grandes diferenças individuais. Para a hipocalcemia ligeira que provoca formigueiro, os suplementos orais de cálcio (carbonato de cálcio 300-1500 mg oral, 2x1 ou 3x1) são geralmente suficientes. Doses de cálcio superiores a 3000 mg não são benéficas devido à absorção gastrointestinal limitada do cálcio. Se o suplemento necessário for superior a estes limites (como é o caso de muitos doentes com hipocalcemia grave), a adição de vitamina D (calcitriol 0,25-1,0 pg 4X1) deve aumentar a absorção gastrointestinal de cálcio. Por outro lado, a vitamina D necessita de 48-72 horas para mostrar os seus efeitos, pelo que, entretanto, podem ser utilizados suplementos de cálcio intravenosos.

A previsão prévia da eventual necessidade de vitamina D permite iniciar o tratamento precocemente e facilita a gestão do estado do doente. A hipocalcemia temporária ocorre em 10-30% dos doentes após tiroidectomia total e a hipocalcemia permanente é observada em cerca de 1% destes doentes. Durante a tiroidectomia, o fornecimento de sangue a cada glândula paratiroide deve ser determinado e deve ser dada especial atenção durante a dissecção. Cada glândula paratiroide deve ser tratada como se fosse a última que restasse. Se o fornecimento de sangue à glândula paratiroide for interrompido, sugere-se o autotransplante de paratiroide (1,4,9,10).

KAYNAKLAR:

1. AIşgor.ParatiroidhastaliklarveCerrahisi. Avrupa Tip Kitapevi.EditorAIşgor. Ed.2006.

2. Lengele B, Hamoir M. Anatomia e embriologia das glândulas paratiróides. ActaOtorhinolaryngolBelg.55(2):89-93,2001.

3. MUludag. Tiroidveparatiroidcerrahisonrasihipokalsemivetedavisi. O Boletim Médico do §i§ liEtfal Hospital, 48:3;161-175;2014

4. PJ Tebben, R Kumar. A regulação hormonal do metabolismo do cálcio, em Seldin and Giebish's The Kidney, Fifth Edition. Elsevier 2013; 2249-2272.

5. Comité de Alimentação e Nutrição, Instituto de Medicina. Calcium dietary reference intake. National Academy Press, 71-145,1997.

6. G Lal, OH Clarck.The Thyroid, parathyroid and adrenal, in F Charles Brunicardi edit., Schwartz Principles ofSurgery; 9th ed., The Me Graw-Hill Comp. The Me Graw-Hill Comp. 2010, p:1343.

7. Fraser DR, Kodicek E. Biossíntese única pelo rim de um metabolito D biologicamente ativo. Nature. 21;228(5273):764-6,1970.

8. RV Thakker, F R Bringhurst, H Juppner. Regulation of calcium homeostasis and genetic disorders that affect calcium metabolism, in Parathyroid gland,calciotrophic hormones, and bone metabolis, vol:61:1063-1089.

9. Tian J, Smogorzewski M, Keders L, Massry SG. PTH-PTH rP recetor mRNA is down regulated in chronic renal failure. Am JNephrol,14:41-6), 1994.

10.Abboud B, Sargi Z, Akkam M, et al. Risk factors for postthyroidectomy hypocalcemia. J AmCollSurg, 195:456-6,2002.

11.Edafe O, Antakia R, Laskar N, et al. Revisão sistemática e meta-análise dos factores de previsão da hipocalcemia pós-tiroidectomia. BrJ Surg, 101:307-20,2014.

12.Thomush O, Machens A, SekullaC et al. O impacto da técnica cirúrgica no hipoparatiroidismo pós-operatório na cirurgia bilateral da tiroide: Uma análise multivariada de 5846 pacientes consecutivos. Surgery, 133:180,2003.

13.M Rupe, M Zeiger, S Jean du Beur. Hypoparathyroidism and pseudohypoparathyroidism, in O Clark, Quan-Yong Duh, Electron Kebebew editors, Textbook ofEndocrine Surgery, 2.nd ed., Elsevier-Saunders,2005, p:527-529.

14.L Lorente-Poch, Juan J. Sancho, Jose Luis Munoz-Nova, Patricia Sanchez-Velazquez, Antonio Sitges-Serra. Definindo as síndromes de insuficiência paratireóidea após tireoidectomia total. Gland Surgery, 4(l):82-90,2015.

15.Brendan C. Stack, DavidN. Bimston, Donald L. Bodenner, Elise M. Brett, Henning Dralle, Lisa A. Orloff, Johanna Pallota, Samuel K. Snyder, Richard J. Wong, Gregory W. Randolph. Hipoparatireoidismo pós-operatório, EndocrPract, 21(6) 675,2015.

16: Dralle H. Hipoparatiroidismo pós-operatório: o esvaziamento central do pescoço é um fator de risco significativo. Chirurg. 83:1082, 2012.

17.Barczynski M, Cichon S, Konturek A. Que critério do ensaio intra-operatório de iPTH é o mais preciso na previsão dos verdadeiros níveis de cálcio sérico após a cirurgia da tiroide? Langenbecks Arch Surg, 392:693-8,2007.

18.JB Ji, CM Song, ES Sung, JH Jeong, CB Lee, K Tae. Hipoparatireoidismo pós-operatório e a viabilidade das glândulas paratireoides durante a tireoidectomia, 10(3);265-271,2017.

19.JM Chang, SJ Hwang, JC Tsai, YH Lai. In vivo effect of endothelin-1 on plasma calcium andparathyroidhormone concentration. J ofEndocrinol, 165:179-184,2000.

20.Receptores de endotelina na glândula paratireoide humana. Eguchi S , Hirata Y , Imai T , Kanno K , Akiba T , Sakamoto A , Yanagisawa M , Masaki T , Marumo F Biochemical and Biophysical Research Communications , 184(3):1448-1455, 1992.

21.Nomura K[1] , Yamashita J, Ogawa M.Endothelin-1 is involved in the transient hypoparathyroidism seen in patients undergoing thyroid surgery.J Endocrinol.l43(2):343- 51,1994.

22.Erbil Y, Bozbora A, Ozbey N, Issever H, Aral F, Ozarmagan S, et al. Valor preditivo da idade e dos níveis séricos de paratormona e vitamina D3 para a hipocalcemia pós-operatória após tiroidectomia total por bócio multinodular não tóxico. Arch Surg.l42:1182-7,2007.

23.K Ravikumar,DSadacharan, S Muthukumar, T Sundarram, S Periyasamy,R V Suresh. A Prospective Study on Role of Supplemental Oral Calcium and Vitamin D in Prevention of Postthyroidectomy Hypocalcemia.Indian J EndocrinolMetab. 21(4): 498-503,2007.

24.Amalalhefdi, Haggimazeh, Herbert Chen. Role ofPostoperative Vitamin D and/or Calcium Routine Supplementation in Preventing Hypocalcemia After Thyroidectomy: A Systematic Review and Meta-Analysis. The Oncologist, 18:533-542,2013.

25.ChiaSH,Weismann RA, Tieu D, Kelley C, Dillmann WH, Orloff A. Estudo prospetivo dos factores perioperatórios que prevêem a hipocalcemia após cirurgia da tiroide e paratiroide. Arch Otolaryngol Head andNeck Surg.l32(l):41-5,2006.

26.K A Sidhic, Y Hisham, TP Nabel, KPA Abid. O número de glândulas paratireoides preservadas durante a tireoidectomia e a relação entre hipoparatireoidismo. Int J Surgery, 4(9);2898- 2902,2017.

27.R. Bellantone, C.P. Lombardi, M. Raffaelli, et al., Is routine supplementation therapy (calcium and vitamin D) useful after total thyroidectomy? Surgery 132 (6), 2002.

28.R Asari, C Passler, K Kaczirek, C Sheuba, B Niederle. Hypoparathyroidism after total thyroidectomy.A prospective study. Arch Surg, 143:2;2008.

29.5 Pasquale, S Rossella, M Adriano, M Salvatore, E Emanuela, E Alessandro, C Guglielmo, M Celeste, SSimona e GAdelmo. Hipocalcemia pós-tiroidectomia: Timing ofDischarge Based on Serum Calcium Levels. J Surg Res Open J 2(2): 62-65,2015.

30.Edafe O, Antakia R, Laskar N, Uttley L, Balasubramanian SP. Systematic review and meta-analysis ofpredictors ofpost-thyroidectomy hypocalcaemia. BrJ Surg. 101(4):307-

3 20,2014.

31.5 Noureldine,D J. Genther,Michael L,N Agrawal, e R P Tufano. Early Predictors of Hypocalcemia After Total Thyroidectomy. Uma análise de 304 pacientes usando um protocolo de monitoramento de curta duração.JAMAOtolaryngolHead NeckSurg, 140 (11): 1006-1013, 2014.

32.S. Grodski, P. Campbell, L. Delbridge, et al., Australian endocrine surgeons guidelines AES06/01. Postoperative parathyroid hormone measurement and early discharge after total thyroidectomy: analysis of Australian data and management recommendations, ANZ J. Surg. 77: 199-202, 2007.

33.P.V. Pradeep, K. Ramalingam, Postoperative PTH measurement is not a reliable predictor for hypocalcemia after total thyroidectomy in vitamin D deficiency: prospective study of 203 cases, World J. Surg. 38 (3); 564-567,2014.

34.A Bove, RM Di Renzo, G Palone, VD'Addetta, R Percario, P Panaccia, G Bongazoni. Early biomarkers ofhypocalcemia following total thyroidectomy.Int J Surgery, 12:202 2 04,2014.

35.D Goltzman.www.np até à data, o tratamento dahipocalcemia. 2017

36.Tartaglia F, Giuliani A, Sgueglia M et al. Estudo aleatório sobre a administração oral de calcitriol para prevenir a hipocalcemia sintomática após tiroidectomia total. Am J Surg 190:424-429,2005.

37.Murakami T, Tajiri l,Noguchi S. Previsão do resultado da hipocalcemia pós-operatória na doença de Graves. Endocrinología Japónica, 39(l):103-7,1992.

38.FAB Vanderlei, JGH Vieira, FC Hajaj, O Cervantes et all. Hormônio paratireoidiano: um preditor precoce de hipocalcemia sintomática após tireoidectomia total. Arq Bras EndocrinolMetab. 56(3): 168-7,2012.

39.Lam A, Kerr P. Hormona paratiroideia: um indicador precoce de hipocalcemia pós-tiroidectomia. Laryngoscope.ll3(12):2196-200,2003.

40.Lombardi CP, Raffaelli M, Princi P, Santini S, Boscherini M, De Crea C, et al. Previsão precoce de hipocalcemia pós-tiroidectomia através de uma única medição de iPTH.Surgery. 136(6):1236-41,2004.

41.Diretrizes dos Cirurgiões Endócrinos Australianos AES06/01. Medição da hormona paratiroideia no pós-operatório e alta precoce após tiroidectomia total: análise dos dados australianos e recomendações de gestão. ANZ J Surg. 77(4):199-202,2007.

42.P Tredici, E Grosso, B Gibelli, MA Massaro, C Arrigoni, N Tradati. Identificação de pacientes com alto risco de hipocalcemia após tireoidectomia total.ActaOthorhinolaryngologicaftalica. 30:144-148,2010.

43.ASGoncalves, L Martins, TAB de Souza et al. Correlação clínica e laboratorial da hipocalcemia pós-operatória após tireoidectomia extensa. São Paulo Med J,115(l):1368-72, 1997.

TEMPESTADE DA TIRÓIDE APÓS TIROIDECTOMIA

A tempestade tiroideia é um sintoma cardíaco, neurogénico, gastrointestinal, agudo e grave, com hiperpiraxia, em doentes com hipertiroidismo contínuo durante muito tempo. Nestes doentes com a chamada doença de Graves e em acompanhamento, os sintomas surgem com traumatismos súbitos, infecções, interrupção abrupta de medicamentos ou após cirurgia da tiroide.

Dada a eficácia da medicação antitiroideia e do iodo radioativo, a opção cirúrgica da doença de Graves é a modalidade menos indicada, devido ao risco da cirurgia (hemorragia, hipoparatiroidismo, lesão recorrente do nervo laríngeo) e ao desenvolvimento de tempestade tiroideia após tiroidectomia (1).

No entanto, em alguns casos, é necessário optar pela tiroidectomia: em tiroides de grande capacidade que causam dificuldade respiratória, em tiroides com baixa captação de iodo, em suspeita de cancro, em doentes que não respondem à terapêutica antitiroideia ou em doentes tolerantes aos medicamentos. Além disso, nas mulheres em idade fértil que pensam em engravidar, a cirurgia é uma modalidade de tratamento adequada.

Tabela 1: Escala de pontos para o diagnóstico de tempestade tireoidiana (Celsius 37,2-37,7 (5); 37,8-38,3 (10); 38,3-38,8 (15); 38,9-39,4 (20); 39,4-39,9 (25); ≥40 (30 pontos)(2).

The

Criteria	Points		Criteria	Points
Temperature (F)			**Gastrointestinal Hepatic Disfunction**	
99.0-99.9	5		Absent	0
100 - 100.9	10		Moderate (Abdominal Pain, Diarrhea,	10
101-101.9	15		Severe (Jaundice)	20
102-102.9	20			
103-103.9	25			
≥104	30			
Tachycardia (Beats / Min)			**Central Nervous System Disturbance**	
100-109	5		Manifestation Absent	0
110-119	10		Mild (Agitation)	10
120-129	15		Moderate (Delirium, Psychosis, Lethargy)	20
130-139	20		Severe (Seizure, Coma)	30
≥140	25			
Atrial Fibrilation				
Absent	0			
Present	10			
Congestive Heart Failure			**Predisposant History**	
Absent	0		Positive	0
Mild	5		Negative	10
Moderate	10			
Severe	20			

A condição conhecida como tempestade da tiroide foi aceite em 1993 como hipertiroidismo agudo de acordo com evidências clínicas e com **BWPS** (Burch Wartofsky Point Skala) para ser avaliada de acordo com critérios mais objectivos e esta avaliação foi aceite. Os principais tópicos dos critérios relevantes foram aceites como disfunções termorreguladoras, cardiovasculares, gastrointestinais e perturbações do sistema nervoso central, porque a tempestade tiroideia não se desenvolve apenas após a cirurgia; a "história precipitante" é o quinto critério(2). Quando o doente é avaliado de acordo com os critérios, se a pontuação final for superior a 45, pode ser considerado como uma tempestade da tiroide definitiva; se a pontuação estiver entre 25 e 45, é suspeito; se a pontuação for inferior a 25, não existe crise de hipertiroidismo agudo. Da mesma forma, os critérios de avaliação da Associação Japonesa da Tiroide foram recentemente aceites, mas os critérios da BWPS foram considerados mais sensatos do que os da JTD (2).

Na opção cirúrgica, a tendência geral é no sentido da "quase total" ou da "tiroidectomia total". Se o objetivo é manter o nível de eutiroidismo do doente após a cirurgia; de acordo com os resultados da tiroidectomia subtotal, apenas 60% tinham eutiroidismo e 8% tinham hipertiroidismo recorrente (3).

A preparação dos casos de hipertiroidismo e a administração de KI na pré-tiroidectomia, de acordo com as diretrizes da ATA, reduzem a vascularização da glândula tiroide. Por este motivo, a perda de sangue e a libertação de hormonas durante a cirurgia são reduzidas. Deste modo, a possibilidade de progressão de uma tempestade da tiroide é reduzida.

Para o mesmo efeito, com medicamentos antitiroideus administrados pelo menos 12 meses antes da cirurgia (PTU e MMI), a USG Doppler provou que diminui a vascularização das veias e a perda de sangue intraoperatória foi reduzida (4). Mas há notificações opostas; 102 de 162 casos com doença de Graves não receberam solução KI e a perda de sangue foi relatada na mesma quantidade que os pacientes com perda de sangue intra-operatória. A questão é se é realmente necessário administrar solução KI durante a preparação pré-operatória^).

A tirotoxicose pós-operatória (tempestade da tiroide) conduz a sintomas graves: alterações cardíacas, neurogénicas e gastrointestinais, diaforese, febre alta. O tratamento deve ser muito rápido e agressivo, caso contrário, tem sido registada uma mortalidade de 10 a 30 %.

Gestão da tempestade da tiroide(2)

1. Terapia de apoio geral:

la: Controlo dos parâmetros vitais

lb: Fluidos intravenosos, arrefecimento se houver hiperpirexia

2. Recomendações específicas de tratamento:

2a: Propiltiouracilo (PTU) em doses elevadas (500-1000 mg), seguido de 250 mg de 4 em 4 horas (o PTU bloqueia a síntese da hormona tiroideia, em doses elevadas bloqueia a conversão de T4 em T3 no tecido periférico); veya Metimazol 60-80 mg /dia

2b: Bloqueio dos receptores beta através da administração de propranolol 60-80 mg de 4 em 4 horas para controlar a taquicardia, o tremor e outras manifestações adrenérgicas)

2c: Iodo de potássio 60 mg de 6 em 6 horas ou solução de lugol (iodeto de K e iodo) 0,1-0,3 ml de 8 em 8 horas, iniciada pelo menos uma hora após a primeira dose do medicamento antitiroideu (bloqueia a síntese e libertação de T4/T3 da tiroide)

2d: Hidrocortisona, primeira dose até 300 mg de carga IV seguida de 100 mg de 6 em 6 horas

2e: Colestiramina 4 gramas de 8 em 8 horas (bloco de colestiramina

circulação entero-hepática de T4/T3) 2f: Plasmaférese

REFERÊNCIAS:

1. BeckeyT Muldoom, Vin Q. Mai, Henry B Burch. Management of Graves Disease an overview and comparison of clinical practice guidelines with atual practice guidelines with atual practice trends. Endocrinol Metab Clin N Am, 43(495-516), 2014.

2. PeterNovodvorsky,Amit Allahabadin. Thyrotoxicosis.Medicine 45:8;510-16.2017; 2016 American Thyroid Association Guidelines for Diagnosis and Management of Hyperthyroidism and other causes of thyrotoxicosis. Douglas S Ross, Henry B Burch, David S Cooper, M Carol Greenerlee, Peter Lauberg, Ana Luiza Maia, Scott A Rivkees, Mary Samuels et al. Thyroid vol.26; no:10, 2016, 1343-1349.

3. Palit TK, Miller CC. 3 rd, Miltenburg DM. The efficacy of thyroidectomy for Graves Disease: a meta-analysis. J Surg Res 2000:90(2):161-5).

4. Zoe Parry, Ross Macnab. Doença da tiroide e cirurgia da tiroide. Anestesia e Medicina Intensiva 18:10;488, 2017.

5. Shinall MC Jr, Broome JT, Baker A et al. É necessária uma solução de iodeto de potássio antes da tiroidectomia total para a doença de Graves? Ann Surg Oncol 2013:20(9) 2964-

Capítulo 10

Lesão do esófago durante a cirurgia da tiroide

Autor

Oguzhan Sunamak, médico,

Cirurgião Geral,

Hospital de Formação e Investigação Haydarpasa Numune, Departamento de Cirurgia, Turquia

As perfurações do esófago cervical ocorrem geralmente durante a endoscopia e a intubação e a sua incidência situa-se entre 5 e 31%. No entanto, a lesão esofágica causada pela cirurgia da tiroide é rara e os relatos são sob a forma de casos isolados na literatura (1,2,3,4,5,6,7,8,9). No entanto, a morbilidade e a mortalidade são elevadas, especialmente se não forem detectadas e não forem tratadas ou se forem tratadas tardiamente.

A parte ântero-lateral do esófago é propensa a lesões e as principais causas das lesões esofágicas são a invasão do cancro da tiroide, a extensão das glândulas tiróides à volta do esófago, a cirurgia de conclusão e a tiroidite que causa fibrose excessiva e dificuldade em encontrar o nervo laríngeo recorrente durante a cirurgia devido a alterações anatómicas provocadas pelo bócio grande (4).

O cancro papilar é o cancro da tiroide mais comum, invadindo o trato respiratório superior e o trato digestivo; o cancro medular raramente invade estas estruturas. O cancro anaplásico também pode invadir estes sistemas, mas como tal situação nunca permite uma cirurgia da tiroide, mas sim o salvamento da via aérea, a lesão esofágica não é comum (1,2,3). A incidência de invasão do trato respiratório e alimentar do cancro bem diferenciado da tiroide foi relatada entre 1 e 16% e o esófago é geralmente invadido em 20% dos casos. Além disso, a tração extensa da glândula tiroide pode resultar em lesão esofágica não só por trauma direto, mas também por desvascularização do esófago, resultando na ocorrência de perfuração tardia (5). O esófago é geralmente colocado no lado esquerdo e em posição profunda, mas pode ser lesado no lado direito se for negligenciado que pode ser posicionado no lado direito e numa posição superficial (6). Naturalmente, a experiência do cirurgião é outro fator, especialmente em situações difíceis.

Prevenção

Durante a cirurgia da tiroide, é necessária uma atenção redobrada para evitar esta complicação, especialmente nos casos de risco acima referidos. É importante uma dissecção cuidadosa, evitando o uso de dissectores ultra-sónicos e sistemas bipolares em áreas onde a anatomia não é clara e perto do esófago e da traqueia, especialmente se houver fibrose excessiva e tecido cicatricial. A colocação de uma sonda nasogástrica antes da ressecção cirúrgica pode ser útil para identificar o esófago. Também é importante evitar tracções vigorosas no tecido da tiroide.

Sinais e sintomas

Não é tão fácil identificar a lesão durante a cirurgia, exceto se houver suspeita. Se não for detectada durante a cirurgia, pode apresentar-se com rouquidão, dor de cabeça, dor no pescoço ou no peito, rigidez no pescoço, dor nas costas, inchaço e inflamação na ferida, descarga da incisão, taquicardia, diminuição da saturação, tonturas, náuseas, desconforto abdominal, enfisema subcutâneo, disfagia, dispneia, febre, leucocitose e sépsis (3,7,8,9,10,11,12).

A dor e a rigidez do pescoço são caraterísticas da perfuração do esófago cervical devido à fixação do esófago à fáscia pré-vertebral que limita a disseminação da orofaringe (12).

Diagnóstico

Se forem observados um ou alguns dos sinais e sintomas acima referidos, devem ser realizadas radiografias simples do pescoço e do tórax em dois sentidos, séries esofágicas com contraste oral e TAC com contraste hidrossolúvel ou deglutição de bário. A esofagografia com contraste hidrossolúvel tem uma sensibilidade de 60 a 80%. A série esofágica pode mostrar a fuga de contraste e a TC pode mostrar bolhas de ar, recolha e agente de contraste e extensão da inflamação. A ingestão oral de azul de metileno e a visualização da sua drenagem a partir da incisão é também outra opção de diagnóstico (3). Um esofagograma negativo não significa que não exista perfuração, uma vez que o trânsito rápido do agente de contraste hidrossolúvel pode não visualizar a perfuração (ll). No entanto, a suspeita e o exame cuidadoso são a chave para não perder o diagnóstico (8).

Tratamento

O tratamento depende do tamanho e da localização da perfuração, da altura do diagnóstico, do envolvimento dos tecidos, da presença ou ausência de achados clínicos tumorais e do estado clínico do doente (7).

Como as perfurações durante a cirurgia da tiroide são geralmente no esófago cervical, o prognóstico é geralmente bom.

O tratamento consiste essencialmente em duas partes: tratamento conservador ou cirúrgico.

Se a perfuração for detectada durante a cirurgia, e se não houver perda de tecido e for pequena, a sutura primária do orifício de perfuração e a drenagem pós-operatória são o tratamento de eleição. Se o defeito esofágico for devido à ressecção de um tumor, pode tentar-se novamente o encerramento primário, desde que não haja tumor remanescente, nem irradiação ou tensão (1).

A reparação primária pode eventualmente resultar no desenvolvimento de estenose ou fístula no futuro (1).

Se a perfuração for diagnosticada devido a uma fístula esófago-cutânea, quer durante o pós-operatório de 1 a 2 dias, quer devido a uma fístula tardia que se desenvolve uma semana após a cirurgia, em casos selecionados em que a perfuração é pequena, a contaminação é mínima, não existe malignidade subjacente, nem obstrução ou sépsis, a gestão conservadora pode ser bem sucedida. O tratamento conservador é geralmente adequado e tem os melhores resultados em lesões do esófago cervical (2, 5). Mesmo em caso de desenvolvimento de fístula, pode tentar-se um tratamento conservador com baixo risco e as modalidades de encerramento assistido por vácuo também podem ser utilizadas no tratamento conservador (7).

O tratamento conservador inclui o desbridamento e a drenagem por sonda do local da cirurgia, um acesso venoso de grande calibre, antibióticos de largo espetro, analgesia, descompressão nasogástrica, suplemento de oxigénio, monitorização na UCI e NPT. A sonda nasogástrica pode ser inserida através do esófago por orientação endoscópica e o doente pode ser alimentado por via enteral através desta sonda ou através da abertura de uma gastrostomia endoscópica ou de uma jejunostomia cirúrgica (2,3,5,7,9,11). Alguns autores opõem-se à utilização de sonda nasogástrica e à alimentação entérica através da mesma, devido ao possível refluxo gastro-esofágico que pode atrasar a cicatrização da ferida (2,10). Os antibióticos de largo espetro devem ser administrados durante pelo menos 7 a 10 dias e a sua utilização pode ser necessária durante semanas (7,11).

Se houver inflamação e formação de abcessos, procede-se à drenagem e ao desbridamento.

A estenose esofágica, a deiscência e a formação de fístulas são uma complicação tanto na reparação primária como no tratamento conservador. (5)

Se o tratamento conservador não for bem sucedido, devem ser considerados tratamentos invasivos como a colocação de stent esofágico, a reparação endoscópica ou cirúrgica do local da perfuração, a reparação primária e a reconstrução da drenagem e a esofagectomia ou transplante (1,7, 11). O tipo de tratamento cirúrgico depende da localização, do tamanho da perfuração e do momento do diagnóstico (2).

No entanto, estes tratamentos também não são inocentes; a esofagectomia, a colocação de stent e a reconstrução por transplante têm uma mortalidade de 20% e a reparação primária tem uma taxa de mortalidade de 9,5% (7). Este tipo de modalidades deve ser considerado para os doentes com estenose não dilatável, fístula resistente e achados infecciosos ou sépticos. Ainda assim, a maioria das perfurações necessita de tratamento cirúrgico (9). Dada a sua elevada morbilidade e mortalidade, deve ser efectuada uma intervenção imediata sem hesitação. Se não for tratada corretamente, se a perfuração não for detectada ou se ocorrer uma infeção, é necessária uma intervenção cirúrgica de emergência, uma vez que podem surgir complicações graves, como mediastinite, abcesso cervical ou pseudoaneurisma da carótida, e pode ocorrer um resultado letal (7,8). Tradicionalmente, a intervenção nas primeiras 24 horas após a perfuração tem um melhor prognóstico. O atraso no tratamento para além deste período resulta em necrose progressiva e morbilidade e mortalidade entre 5,5 e 29% (2,7,9). No entanto, pacientes com perfurações do esófago cervical tiveram uma taxa de sobrevivência de 94% (12). A maioria dos autores acredita que, se houver atraso no tratamento, o tipo de modalidade terapêutica após 24 horas não influencia o prognóstico (11). As perfurações tardias também podem ser reparadas primariamente com reforço muscular, malha dura ou retalho pleural (2,12). Se a reparação primária não for possível, pode tentar-se a ressecção esofágica ou a exclusão e desvio, que consiste em esofagostomia cervical com desvio do esófago cervical e formação de uma fístula salivar, descompressão gástrica com uma gastrostomia ejejunostomia com reconstrução tardia (6 meses) (12). A colocação de tubo em T em vez de exclusão e desvio é uma forma alternativa em doentes de alto risco, mas não deve ser utilizada na rotina devido à fuga contínua e ao risco de sépsis dependente (12).Outra forma é a esofagectomia total e a reconstrução do esófago com recurso ao pull-up gástrico, transposição do cólon ou esofagectomia cervical e reconstrução com retalho do jejuno e outros retalhos cutâneomiocutâneos livres (retalho ântero-superior, retalho peitoral maior, retalho livre do antebraço radial)(1,2). Da mesma forma, o retalho do jejuno também apresenta morbidade potencial na área doadora. No retalho do jejuno, a veia mesentérica principal do enxerto é anastomosada primeiro à veia jugular interna com suturas contínuas de monofilamento não absorvível 7/0 ou 8/0 sob ampliação. Não esquecer de lavar o lúmen da anastomose antes de a fechar. A artéria do enxerto pode ser anastomosada à artéria tiroideia superior, ao tronco tirocervical ou à artéria carótida comum (13).

No retalho tubular livre do antebraço radial, a artéria dadora é anastomosada à artéria transcervical de forma terminal e a veia à veia jugular interna de forma terminal. O paciente inicia ingestão oral de água e dieta líquida após uma semana e dieta normal após um mês (1).

Os retalhos cutâneos ou miocutâneos (retalho anterolateral da coxa ou retalho do músculo peitoral maior) podem ser volumosos para a reconstrução e podem levar a problemas estéticos e disfunção da deglutição. Estes métodos de reconstrução cirúrgica devem ser a última escolha, tendo em conta que o local da cirurgia está infetado e tal intervenção pode causar a disseminação da infeção localizada cervicalmente para o mediastino (2).

Em conclusão, a lesão esofágica durante a cirurgia da tiroide envolve geralmente o esófago cervical e, se for tratada adequadamente e sem demora, o prognóstico é bom. A reparação primária é o tratamento de escolha se for diagnosticada no per-operatório e o tratamento conservador se for diagnosticada após a operação, desde que não existam sinais de septicemia ou de risco de vida, podendo ser necessária uma operação de emergência com taxas de morbilidade e mortalidade mais elevadas.

Referências

1. Peng H, Wang SJ, Li W. Complicação rara após tireoidectomia - estenose esofágica cervical: relato de caso e revisão da literatura. World J Surg Oncol. 2014 Oct ll;12:308. doi: 10.1186/1477-7819-12-308.

2. OzerMT,DemirbasS,HarlakA,Ersoz N,Eryilmaz M,CetinerS. Uma complicação rara após tiroidectomia: perfuração do esófago: relato de um caso. Ata Chir Belg. 2009 Jul-Ago;109(4):527-30.

3. Matouk O, Goutis G, Katseni KK, Elvanidou A, Kouris N, Mitsaka D, Sakoraf as GH. Fístula esofagocutânea após tireoidectomia: uma complicação incomum após um procedimento comum Int. J. Endo. Oncol. (2014) 1(1), 35-37

4. Andrea Frilling e Frank Weber Complications in Thyroid and Parathyroid Surgery in Surgery of the Thyroid and Parathyroid Glands, p 222. Editores Daniel Oertli Robert Udelsman Springer-Verlag Berlin Heidelberg 2007

5. Conzo G, Stanzione F, Della Pietra C, Palazzo A, Candilio G, Fiorelli A, Santini M. Necrose traqueal, fístula esofágica: complicações invulgares da tiroidectomia. Relato de dois casos e revisão da literatura. Ann Ital Chir. 2012 May-Jun;83(3):259-64.

6. Ozarmagan S, Erbil Y, Unalp H.R (editores) Olgu 19: Tiroid Cerrahisinde Ozofagus Yaralanma Riski Tiroid ve Paratir oid Cerrahi Atlasi (em turco) Turk Cerrahi Demegi Yaymlan. 2010:pp 2012-14.

7. Park A, Yoo YS, Choi JH, Chung ES. Utilidade da terapia de fechamento assistido por vácuo no tratamento da perfuração esofágica após tireoidectomia KoreanJ Otorhinolaryngol-Head Neck Surg 2017; 60 (5): 252-6

8. Rabie ME. Fístula hipofaríngea complicando tireoidectomia difícil para câncer papilar invasivo. Ann R Coll Surg Engl. 2014 Out; 96 (7): e24-6. doi: 10.1308 / 003588414X13946184902640.

9. Ward ND, Lee CY, Lee JT, Sloan DA. Fístula esofágica complicando a lobectomia da tiroide. J Surg Case Rep. 2015 Jan 7;2015(l). pii: rjul36. doi: 10.1093/jscr/rjul36.

10.AkbulutG,Gunay S,ArenA,Bilge O.Uma complicação rara após tiroidectomia: perfuração do esófago. Ulus Travma Derg. 2002 Oct;8(4):250-2.

11.Kaman L, Iqbal J, Kundil B, Kochhar R. Management of Esophageal Perforation in Adults (Gestão da Perfuração do Esófago em Adultos). Gastroenterology Res. 2010 Dec;3(6):235-244.Epub2010 Nov 20

12.ZwischenbergerJB, Savage C, BidaniA.Aspectos cirúrgicos das doenças do esófago: perfuração e lesão cáustica. Am J Respir Crit Care Med. 2002 Apr 15;165(8):1037-40. Revisão.

13.Wolfram T. Knoefel, Rainer Schmelzl Cervical Esophagectomy inAtlas of Upper Gastrointestinal and Hepato-Pancreato-Biliary Surgery. Editores Pierre-Alain ClavienMichael G. Sarr Yuman Fong Panco Georgiev. Springer Verlag Berlin Heidelberg 2007 pp 47-54

Capítulo 11

TRATAMENTO ENDOSCÓPICO DAS COMPLICAÇÕES ESOFÁGICAS APÓS CIRURGIA DA TIRÓIDE

Nalan Gulsen Unal, Omer Ozutemiz

[1]*Médico Gastroenterologista. Faculdade de Medicina da Universidade Ege, Departamento de Gastroenterologia, Turquia*

[2]*Professor, Gastroenterologista. Faculdade de Medicina da Universidade Ege, Departamento de Gastroenterologia, Turquia*

A parede do esófago é ocasionalmente danificada durante uma cirurgia extensa da tiroide. É mais provável que isto ocorra se o cirurgião tiver dificuldade em encontrar o nervo laríngeo recorrente quando existe uma anatomia alterada, como no caso de grandes bócios multinodulares. O tratamento desta situação requer sutura direta e nutrição parentérica total durante 2-3 dias (1).

As perfurações do esófago cervical induzidas iatrogenicamente por um cirurgião experiente da tiroide que ocorrem durante a tiroidectomia são vistas como casos raros estudados na literatura (2,3). No entanto, a incidência de lesão esofágica seria provavelmente maior em hospitais secundários onde a tiroidectomia é habitualmente realizada por um cirurgião não especializado em cirurgia da tiroide. As taxas de complicações observadas são mais elevadas entre os cirurgiões da tiroide com baixo volume do que entre os cirurgiões da tiroide experientes em centros médicos de elevado volume (4). A incidência de invasão do trato aerodigestivo superior por carcinoma da tiroide bem diferenciado varia entre 1% e 16%; a invasão do esófago é encontrada em quase um quinto destes doentes (5,6). Foi relatado que esta invasão é frequentemente restrita à camada muscular, a mucosa e a submucosa estavam protegidas. A causa mais comum que invade o trato aerodigestivo superior é o carcinoma da tiroide. Quando a cirurgia do tumor leva a um defeito esofágico de espessura total, o encerramento primário pode ser efectuado, tanto se o encerramento não estiver sob tensão como se o tecido não estiver irradiado e for saudável (5).

A disfagia é o sintoma mais comum de lesão esofágica cervical. Outras caraterísticas ameaçadoras que devem alertar o cirurgião para esta possibilidade são tosse, febre, engasgamento, aspiração, enfisema subcutâneo ou extravasamento da ferida. O risco de mediastinite, erosão de vasos e perfurações deve ser tratado precoce e agressivamente (7). O diagnóstico pode ser aprovado por uma combinação de radiografias, RMN ou TAC e esofagoscopia ou esofagrama com contraste hidrossolúvel com gastrografina.

Do ponto de vista do gastrenterologista, se ocorrer uma perfuração esofágica cervical num centro cirúrgico experiente, pensamos normalmente que é o resultado de uma simples fuga de mucosa, deve ser colocado um dreno na ferida, deve ser suspensa a ingestão oral, deve ser instituído um suporte nutricional (intravenoso ou entérico) e devem ser administrados antibióticos. A intubação nasogástrica deve ser absolutamente aplicada sem perda de tempo, com segurança e, se necessário, sob controlo fluoroscópico. Este procedimento permite a alimentação enteral e assume o papel de "guia" que assegura a continuidade no lúmen esofágico. Nós, nos doentes com suspeita de lesão do esófago cervical, preferimos examinar o esófago e o estômago preferindo os endoscópios "finos" com 5,1 mm de diâmetro, ou seja, do tipo "pediátrico" e entrando prioritariamente pela via nasal. Se detectarmos o defeito do esófago na mesma sessão e o defeito for superior a 1 cm, a inserção de um stent esofágico metálico coberto (Self Expandable Metal Stent, SEMS) será a nossa primeira escolha. Em defeitos mais pequenos, é possível um movimento mais conservador. Aqui, o problema mais importante para o endoscopista é a distância do defeito à laringe. Se esta distância for de 2 cm ou mais, o stent esofágico coberto pode ser colocado com segurança sem exercer uma pressão significativa nas vias aéreas. Realizamos este procedimento de colocação de stent sob controlo fluoroscópico e diretamente sob visão endoscópica com a participação de dois endoscopistas (um controla o endoscópio e o outro o stent) **(figura 3).** Se a distância for inferior a 2 cm, este procedimento deve ser efectuado por centros altamente experientes e o procedimento com dois endoscopistas, que utilizamos e recomendamos, deve ser absolutamente realizado. Conseguimos inserir stents com segurança nos casos em que a distância até à laringe é de 1 cm também através deste método. Se a distância for ainda mais curta, a colocação de stent pode ser a segunda opção. Após o procedimento de colocação do stent, deve ser inserida uma sonda nasojejunal através do stent e deve ser planeada para permanecer no seu lugar durante pelo menos 4 semanas. Idealmente, a remoção do stent após 4-6 semanas é a norma. Se o stent migrar dentro deste período, pode ser necessária uma intervenção endoscópica repetida. Embora não existam relatos de casos na literatura com lesões esofágicas após cirurgia da tiroide, para defeitos entre 1-2 cm, podem ser utilizados clipes endoscópicos padrão ou clipes OTSC em combinação com o stent ou isoladamente. Se o defeito não puder ser fechado por qualquer intervenção endoscópica, o cirurgião pode permitir a formação de uma fístula controlada a longo prazo através da realização de uma gastrostomia de alimentação por via cirúrgica ou endoscópica. A tecnologia de endosutura gastroscópica, apesar de ser atualmente muito difícil e experimental nas lesões do esófago cervical, é promissora para o futuro.

No caso de "estenose esofágica cervical", especialmente de etiologia benigna, a dilatação guiada por endoscopia com bougies, balões ou stents tem sido relatada como uma técnica eficaz (810). Se ocorrer "estenose" nos doentes com ou sem fístulas cutâneas, as dilatações com bougies e/ou balões devem ser iniciadas após 4-6 semanas. Iniciamos as dilatações com bougies ou balões com bougies de 4 ou 6 mm e continuamos gradualmente, aumentando 1-2 mm todas as semanas e mantendo os bougies no local durante 15-30 minutos. Muito raramente, também utilizamos balões biliares de 4 ou 6 mm para este fim e, logo que seja aplicável, inserindo uma sonda nasogástrica, alimentamos e monitorizamos o doente. À medida que a estenose se abre, o fluxo da fístula também diminui ou pode fechar-se. Muito raramente, ao entrar com um gastroscópio fino a partir da gastrostomia cirúrgica atual, podem também ser efectuadas dilatações "ascendentes" com balão bougie. As dilatações devem ser continuadas com intervalos de 7-21 dias, com paciência. Nalguns casos, é necessário explicar aos doentes e aos seus familiares que isto pode durar muito tempo (durante anos). Em casos raros que exijam dilatações frequentes, pode ser necessária a aplicação temporária de SEMS com cobertura. O procedimento endoscópico de aplicação de SEMS num doente do nosso centro, no qual se desenvolveram fístula esofágica cervical e estenose após cirurgia à tiroide, foi mostrado nas **figuras 1-7**, respetivamente.

O tratamento conservador deve ser utilizado para as fístulas iatrogénicas do esófago cervical. O tratamento cirúrgico pode ser preferido se o tratamento conservador falhar, mas deve ser adaptado a cada caso.

Figuras 1-7: Um doente do sexo masculino, de 61 anos de idade, foi tratado conservadoramente por lesão esofágica cervical causada pela cirurgia ao cancro da tiroide. Foram efectuadas drenagem e gastrostomia endoscópica percutânea. Devido ao desenvolvimento de fístula esofágica cervical e estenose, foi tratado com stent esofágico auto-expansível (SEMS) revestido a metal no pós-operatório de 3 meses.

(Foram apresentadas imagens endoscópicas e fluoroscópicas, respetivamente)

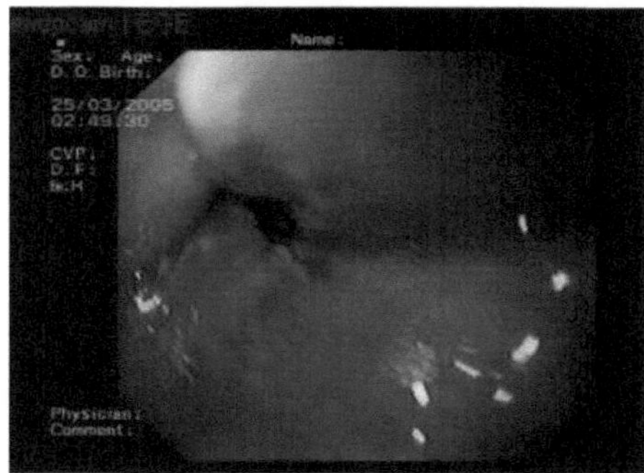

Figura 1. Estenose esofágica endoscópica. Na parte frontal esquerda, é difícil distinguir uma pequena abertura de fístula. O caudal diário é de cerca de 50-70 cc.

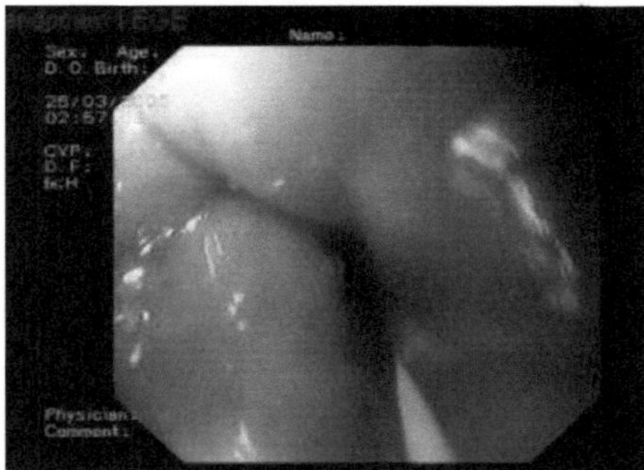

Figura 2. Sob controlo fluoroscópico, o fio-guia Zebra tipo 35" foi enviado para o estômago.

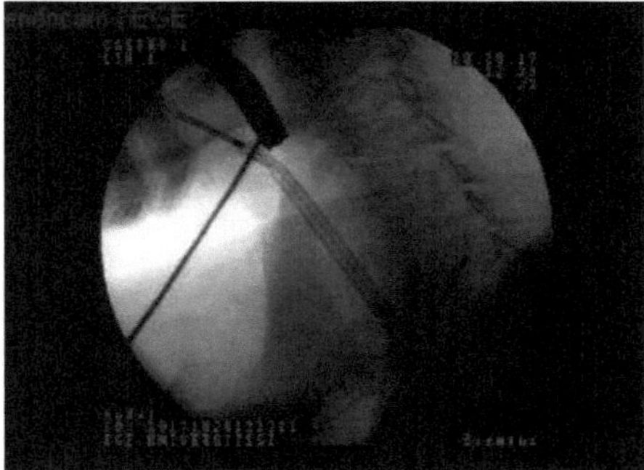

Figura 3. O conjunto de stents SEMS foi conduzido ao esófago por dois endoscopistas sob visão direta e com controlo fluoroscópico

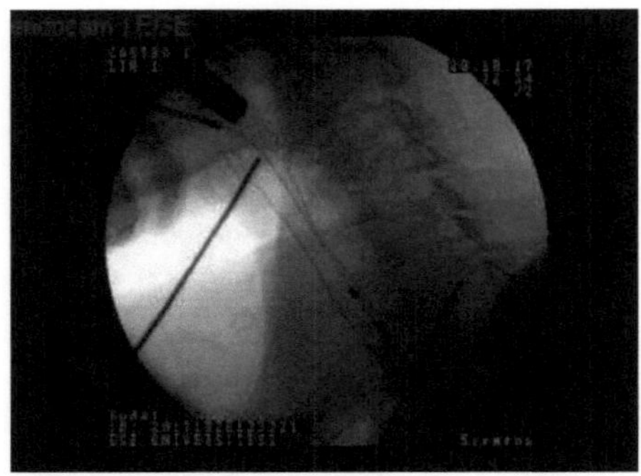

Figura 4. Abertura do SEMS (imagem fluoroscópica)

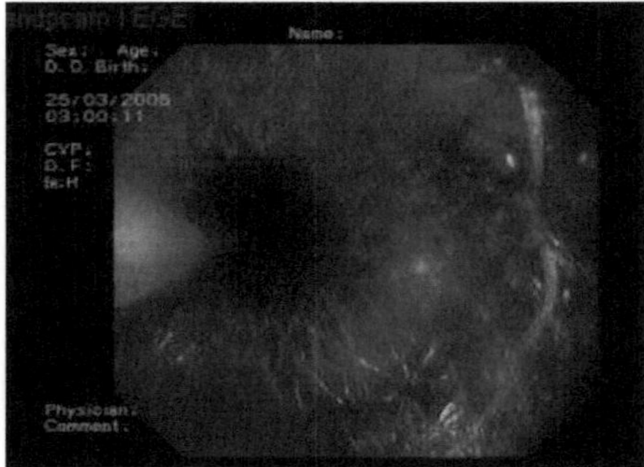

Figura 5. O estado aberto do stent (imagem endoscópica)

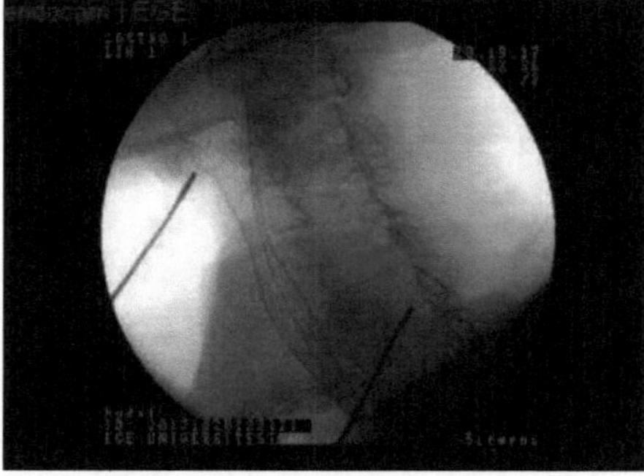

Figura 6. O estado aberto do stent (imagem flouroscópica)

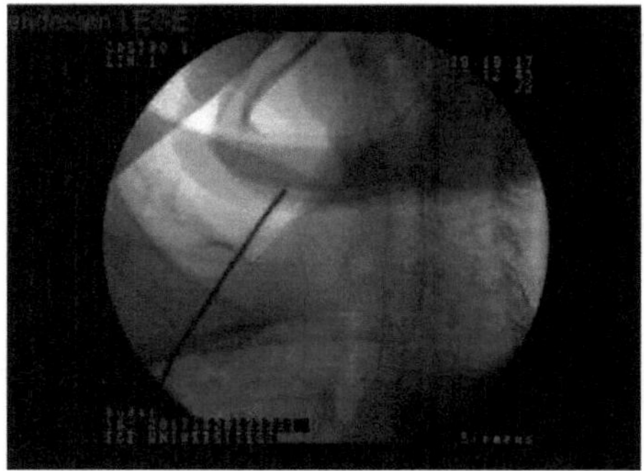

Figura 7. SEMS, vista frontal após aplicação (imagem fluoroscópica)

Referências

1. Frilling A, Weber F, Kornasiewitcz O. Complicações na cirurgia da tiroide e paratiroide. In: Surgery of the Thyroid and Parathyroid Glands (Cirurgia das glândulas tiroide e paratiroide). Springer; 2012. p.197205.

2. Conzo G, Stanzione F, Della Pietra C, Palazzo A, Candilio G, Fiorelli A, et al. Necrose traqueal, fístula esofágica: complicações invulgares da tiroidectomia. Ann Ital Chir 2011; 1.

3. Akbulut G, Gunay S, Aren A, Bilge O. Uma complicação rara após tiroidectomia: perfuração do esófago. Ulusal travma dergisi= Turkish journal of trauma & emergency surgery: TJTES 2002; 8: 250-2.

4. Loyo M, Tufano RP, Gourin CG. Tendências nacionais na cirurgia da tiroide e o efeito do volume nos resultados a curto prazo. The Laryngoscope 2013; 123: 2056-63.

5. Gillenwater AM, Goepfert H. Gestão cirúrgica do envolvimento laringotraqueal e esofágico por cancro da tiroide localmente avançado. In: Seminários em oncologia cirúrgica. 1999; Wiley Online Library; p.19-29.

6. An S-Y, Kim KH. Gestão cirúrgica do cancro da tiroide localmente avançado. Current opinion in otolaryngology & head and neck surgery 2010; 18: 119-23.

7. Harman F, Kaptanoglu E, Hasturk AE. Perfuração esofágica após cirurgia cervical anterior: uma revisão da literatura por mais de meio século com um caso demonstrativo e um novo algoritmo proposto. European SpineJournal 2016; 25: 2037-49.

8. Blount KJ, Lambert DL, Shaffer HA, de Lange EE. Dilatação do esófago com balão guiada por fluoroscopia. In: Seminários em radiologia intervencionista. 2010; © Thieme Medical Publishers; p.232-40.

9. Lee S. The role of oesophageal stenting in the non-surgical management of oesophageal strictures. Jornal Britânico de Radiologia 2001; 74: 891-900.

10. Tuna Y, Ko^ak E, Dinner D, Koklu S. Factores que afectam o sucesso da dilatação endoscópica com bougia da estenose esofágica induzida por radiação. Digestive diseases and sciences 2012; 57: 424-8.

Capítulo 12

Reparação cirúrgica da artéria carótida e da veia jugular

Autor:

Cenk Sinan Atalay,MD, Cirurgião Cardiovascular,

Hospital Estatal Buca Seyfi Demirsoy, Departamento de Cirurgia Cardiovascular, Turquia

Lesões da artéria carótida

Durante as operações de dissecção da tiroide e do pescoço, as lesões penetrantes da artéria carótida são pouco frequentes. Podem estar associadas a uma morbilidade e mortalidade significativas. É necessária uma reanimação adequada e uma exploração urgente nos doentes com hemorragias activas. Embora a reparação seja sempre desejada, algumas lesões são inoperáveis. A ligadura pode salvar a vida quando a hemorragia é abundante e incontrolável. A ligadura da artéria carótida interna (ACF) acarreta um risco elevado de acidente vascular cerebral. No entanto, os jovens com um círculo de vontade bem desenvolvido podem tolerá-la bem.

Nos doentes urgentes, podemos começar a cirurgia com uma incisão oblíqua no pescoço, ao longo do músculo esternocleidomastóideo, para explorar a artéria carótida. Se houver um corte completo, começamos por segurar as extremidades livres da artéria carótida para parar a hemorragia. Se for adequado, é efectuada uma reparação de ponta a ponta. Utilizamos polipropileno 6/0 ou 7/0, consoante a espessura da artéria. A sutura contínua pode ser preferida.

Se a artéria carótida estiver parcialmente lacerada, pode ser suturada com fio de polipropileno, devendo ter-se o cuidado de não estreitar o lúmen. (1,2,3)

Lesões da veia jugular interna

A veia jugular interna é a principal veia do pescoço que transmite o sangue intracraniano ipsilateral para o coração. Devido à sua localização profunda, uma lesão da veia jugular interna (VJI) implica quase sempre lesões adicionais de outras estruturas importantes, como a artéria carótida, o nervo vago e as vísceras do pescoço.

As lesões iatrogénicas da veia jugular não são muito raras. Embolia aérea, tromboflebite, infeção, fístula arteriovenosa e compressão de hematoma para estruturas adjacentes podem ocorrer como complicação de laceração venosa.

O tratamento cirúrgico inclui a ligadura na maioria dos doentes. A sutura da veia lateral é outra técnica. Suturamos a veia com fio de polipropileno 6/0 ou 7/0. A técnica de sutura continua uma a uma, dependendo do cirurgião, mas o estreitamento do lúmen ou a trombose no pós-operatório não são raros. Não há diferenças significativas na mortalidade dos pacientes tratados com a reparação venosa ou com a ligadura.(4,5,6)

Referências:

1. FELICIANO, David V. Tratamento das lesões penetrantes da artéria carótida. *Worldjourna I ofsurgery,* 2001,25.8: 1028-1035.

2. KASHYAP, Vikram S.; MOORE, Wesley S.; QUINONES-BALDRICH, William J. A reparação da artéria carótida para a aterosclerose associada à radiação é

um procedimento seguro e duradouro. *Jornal de cirurgia vascular,* 1999, 29.1: 90-99.

3. FRY, Richard E.; FRY, William J. Lesões da artéria carótida extracraniana. *Cirurgia,* 1980, 88.4: 581-587.

4. NEFF, Marc. Trauma e Cuidados Críticos - Trauma Penetrante do Pescoço. *Passing the General Surgery Oral Board Exam,* 2006, 138-139.

5. RICH, NormanM.; HOBSON, Robert W.; COLLINS, George J. Fístulas arteriovenosas traumáticas e falsos aneurismas: uma revisão de 558 lesões. *Surgery,* 1975,78.6: 817-828.

6. HARDIN, William D., et al. Tratamento de lesões traumáticas de veias periféricas: reparação primária ou ligadura da veia. *The Americ an Journal of Surgery,* 1982, 144.2: 235-238.

Capítulo 13

Técnicas de obtenção de enxertos de nevos

Autor

M.Unal Kirisoglu

Médico, Neurocirurgião. Hospital Estatal Buca Seyfi Demirsoy, Departamento de Neurocirurgia, Turquia

Técnica de obtenção do nervo sural como dador de enxerto

Para obter o nervo sural como dador de enxerto nervoso, é feita uma incisão horizontal na parte posterior do tornozelo. O nervo é exposto no tecido subcutâneo posterior à veia safena. Uma vez identificado o nervo, é feita uma tração suave para que o cirurgião possa palpar o seu trajeto ao longo da parte posterior da barriga da perna. Após marcar o trajeto com o auxílio de uma incisão horizontal, o nervo sural é dissecado e removido e preparado para o enxerto (Figura 1).

Técnica de obtenção do N cutaneous antebrachialis medialis (NCAM)

É efectuada uma incisão horizontal na parte anterior da articulação do cotovelo, medialmente ao músculo bíceps. A veia basílica é facilmente identificada. Esta corre medialmente à veia braquial. O NCAM está localizado medialmente à artéria braquial. É feita uma tração suave e o trajeto do nervo é palpado pelo cirurgião. Após a marcação do trajeto do nervo, é feita uma incisão horizontal. O nervo é dissecado subcutaneamente e removido para enxerto. (Figura 2)

Técnica de obtenção do N cutâneo antebraquial lateral (NCAL)

O nervo cutâneo lateral do antebraço situa-se entre os músculos bíceps e braquial. Está também situado ao lado da V cefálica. É efectuada uma incisão horizontal entre os músculos bíceps e braquial ao nível da articulação do cotovelo. Após identificação da V cefálica, o nervo cutâneo lateral pode ser facilmente encontrado. É feita uma tração suave para que o cirurgião possa identificar facilmente o seu trajeto durante a palpação. O nervo é dissecado subcutaneamente e removido para enxerto (Figura 2)

Referências:

1. CONNOLLY, E. S. Técnicas de biópsias diagnósticas de nervos e músculos. Neurosurgery, 1996,2: 3243-3244.

2. KUWATA, Noriyuki, et al. O enxerto de nervo sural livre vascularizado. Microsurgery, 1984, 5.4:175-18

3. BERGER, A.; MAILÄNDER, P.; SCHALLER, E. Enxertos nervosos vascularizados livres. In: PeripheralNerve Lesions. Springer, Berlim, Heidelberg, 1990. p. 326-334.

4. SUI-JIANG, W. A. N. G., et al. Complicações e morbidade do local doador do retalho neurovenofasciocutâneo do antebraço radial. Jornal Chinês de Anatomia Clínica, 2007, 6: 037.

5. SIMIC, Vesna, et al. Enxerto de nervo versus transferência do nervo infraclavicular comum intraplexal na restauração da flexão do cotovelo. TurkNeurosurg, 2017, 1.

6. http://www.cambridgeorthopaedics.com/cambridgeanaesthetics/advancednerveblocks/Cutaneous%20nerves.htm

7. http://www.sciencedirect.com/topics/neuroscience/medial-cutaneous-nerve-of-arm

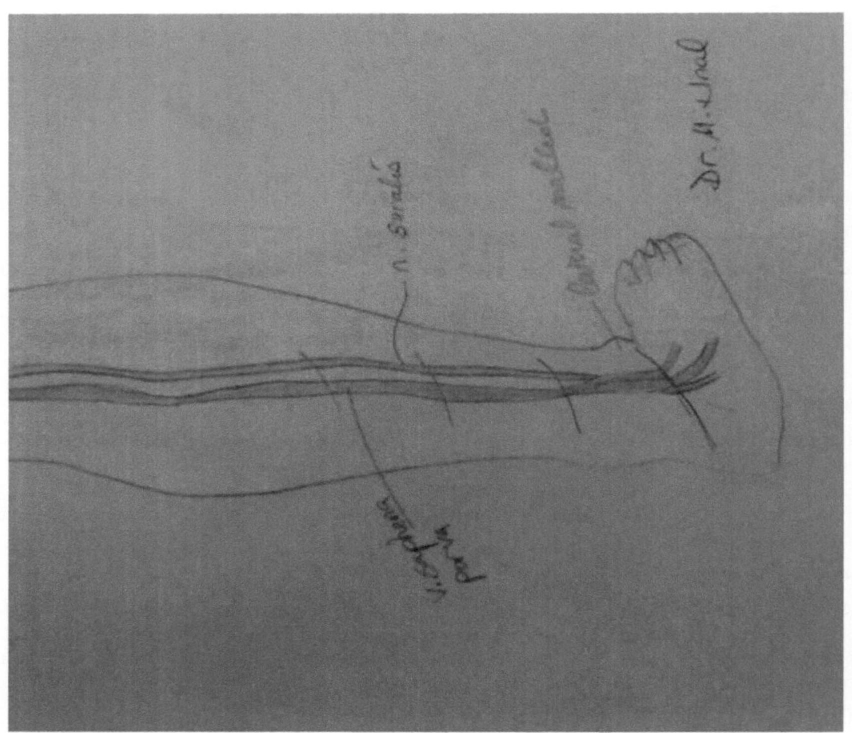

Figura 1. Nervo Sural

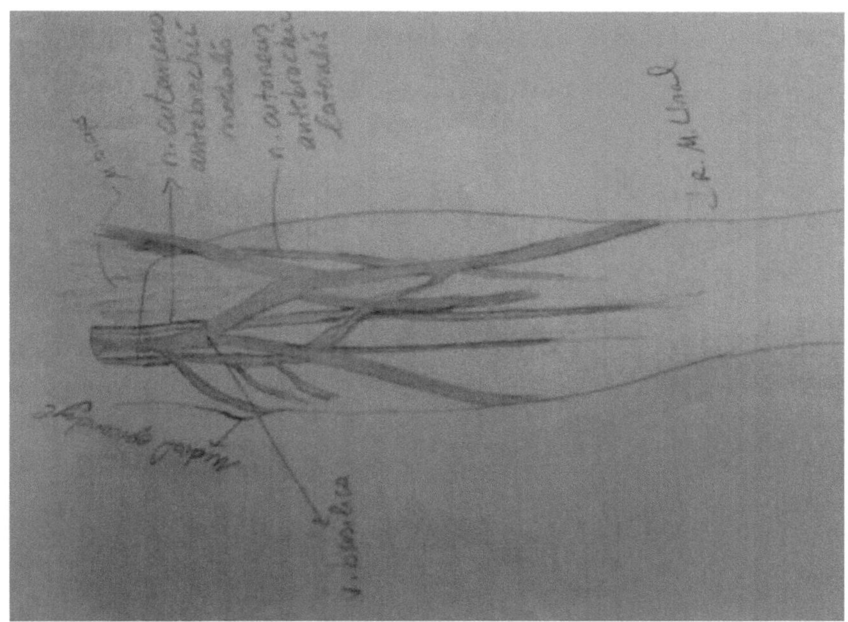

Figura 2: Nervo cutâneo do antebraquial medial e lateral

Capítulo 14

Complicações da cirurgia torácica decorrentes da cirurgia da tiroide

Autores:

Sinan ANAR(l), Ceyda ANAR (2)

1. Médico, Cirurgião Torácico

Hospital de Formação e Investigação de Cigli, Departamento de Cirurgia Torácica, Turquia

2.) Médico, Pneumologista, Professor Associado

Dr. Suat Seren Chest Diseases and Surgery Training and Reseach Hospital, 2º Departamento de Doenças do Tórax, Turquia

A glândula tiroide é um órgão endócrino importante, tendo em conta as suas funções. As doenças da tiroide afectam 3-5% da população. Atualmente, a cirurgia da tiroide é realizada com frequência (1). Devido à sua localização anatómica e vizinhança, a cirurgia da tiroide requer conhecimentos, competências e experiência especiais.

Atualmente, a cirurgia da tiroide é um modelo de tratamento fiável, com um perfil de baixo risco e uma taxa de mortalidade muito baixa (1,2). As complicações mais comuns da cirurgia da tiroide são a lesão nervosa (nervo laríngeo recorrente e nervo laríngeo superior), a hipocalcemia e a hemorragia. As complicações raras observadas na cirurgia da tiroide são o pneumotórax e a lesão da traqueia, do esófago, do plexo braquial e do ducto torácico.

Devido à sua localização anatómica, podem ocorrer complicações do trato respiratório após a cirurgia da tiroide. Nesta revisão, serão discutidas especialmente as complicações associadas à cirurgia torácica.

Lesão da traqueia

A traqueia começa logo abaixo da cartilagem cricoide. O istmo situa-se anteriormente ao segundo, terceiro e quarto anéis traqueais. A traqueia está muito próxima dos lóbulos da glândula tiroide no lado lateral, dos nervos laríngeos recorrentes no lado póstero-lateral e do esófago no lado posterior (3). Nos casos de tiroidite crónica, tiroidite de Riedel e cancro, em que o tecido da tiroide é muito rígido e cria aderências nos tecidos circundantes, podem observar-se lesões esofágicas ou traqueais durante a dissecção. A dispneia grave, a baixa qualidade do som, o estridor, o enfisema subcutâneo e a dificuldade respiratória grave são sintomas importantes nos doentes. As lesões traqueais podem levar a enfisema mediastinal e/ou pneumotórax.

O diagnóstico é efectuado tendo em conta a anamnese, os sintomas, os sinais e os dados radiológicos. O primeiro passo para o diagnóstico de lesão traqueal é a suspeita. A dispneia, a hemoptise, o enfisema subcutâneo, a anamnese, as fracturas das costelas superiores, a fuga de ar para um tubo torácico inserido para pneumotórax e a falha na expansão pulmonar devem constituir uma suspeita. Em todos os doentes com sinais vitais estáveis e bom estado geral, os primeiros procedimentos de diagnóstico que devem ser realizados após a anamnese e o exame físico são a radiografia direta e a radiografia da coluna cervical. No entanto, não deve ser esquecido que 10% dos doentes na fase aguda não apresentam quaisquer achados radiológicos e que os sinais presentes podem ser negligenciados em 30% dos doentes. A tomografia computorizada é superior às radiografias diretas na deteção de achados radiológicos de lesão traqueobrônquica (4-6). O diagnóstico definitivo de uma lesão traqueal é efectuado por broncoscopia. Os avanços na tomografia computorizada não conseguiram eliminar a necessidade da broncoscopia. Pneumomediastino, pneumotórax refratário, fuga de ar para um tubo torácico, enfisema subcutâneo acentuado e atelectasia são indicações de broncoscopia [6]. A broncoscopia deve ser realizada por cirurgiões experientes. É controverso qual broncoscopia rígida ou flexível deve ser realizada. A broncoscopia rígida requer anestesia geral, mas tem a vantagem de manter a ventilação. As vantagens da broncoscopia flexível são que pode ser aplicada através de um tubo de intubação, a parte membranosa de um tubo de intubação pode ser examinada a partir da sua parte transparente e pode ser utilizada em doentes com traumatismo craniano e cervical. Quando a lesão não pode ser observada pela broncoscopia, esta deve ser repetida se a suspeita se mantiver. Não existe um limite máximo para o número de broncoscopias. Foi relatado que mais de 50% de todas as lesões poderiam ser negligenciadas durante a primeira broncoscopia, e o diagnóstico foi feito com broncoscopias subsequentes [7].

Nas lesões traqueais detectadas no intra-operatório, a reparação deve ser efectuada individualmente com materiais de sutura não absorvíveis (8). O primeiro passo no tratamento de lesões traqueais detectadas durante o período pós-operatório é manter a via aérea aberta. Ao contrário de outras lesões, é necessário ter em mente que a via aérea já está lesada. Mais de metade das lesões traqueobrônquicas requerem intubação. O tratamento conservador pode ser utilizado em doentes com uma laceração linear, com uma obstrução inferior a 1/3 do diâmetro da via aérea, sem perda de tecido, que não necessitem de ventilação com pressão positiva, cujos pulmões sejam totalmente reexpandidos por toracostomia com tubo, com enfisema subcutâneo limitado ou diminuído e cujas fugas de ar desapareçam pouco depois da inserção do tubo torácico. No entanto, em alguns casos, podem desenvolver-se granulações e estenose após estas lesões (9). O tratamento ideal para os doentes que não recebem tratamento conservador é a realização de um procedimento cirúrgico o mais rapidamente possível. Porque o tecido cicatricial aumenta com o tempo. Esta situação também pode ocorrer em doentes que recebem tratamento conservador, sendo também difícil efetuar a dissecção de tecidos no tecido cicatricial. O principal objetivo do tratamento cirúrgico é o desbridamento dos tecidos desvitalizados, incluindo o tecido cartilagíneo, a realização de anastomose de ponta a ponta com materiais de sutura absorvíveis, evitando ao máximo a flexão do pescoço e a tensão anastomótica e apoiando a linha anastomótica com tecidos vitalizados na área circundante. Se necessário, a anastomose pode ser conseguida através da ressecção da traqueia até 50%. A anastomose tem de ser suturada individualmente com materiais de sutura absorvíveis. Alguns cirurgiões utilizam suturas contínuas. O monofilamento ou a poliglactina [4/0 ou 3/0] é o material de sutura adequado. Em primeiro lugar, a parte membranosa é suturada e, em seguida, a parte cartilaginosa é suturada.

As suturas podem ser passadas entre ou através dos anéis de cartilagem e depois são ligadas umas às outras no exterior. A mucosa das vias aéreas tem de ser confrontada. Manter a mandíbula na posição flexionada, suturando-a ao tórax no período pós-operatório, reduziria a tensão anastomótica. Desta forma, evita-se a formação de tecido de granulação e estenose.

Traqueomalácia

A traqueomalácia leva a uma obstrução das vias respiratórias imediatamente após a cirurgia devido à fraqueza dos anéis traqueais, especialmente em bócios grandes e de longa duração. Devido à sua fraqueza, os anéis traqueais são torcidos durante a inspiração, obstruindo assim as vias respiratórias. Uma vez que esta complicação é mais frequente nos bócios de longa duração, substanciais e grandes, o doente deve ser cuidadosamente observado durante a extubação. Se a traqueia não estiver estável, o tubo não deve ser removido. Em doentes com suspeita de traqueomalácia, deve ser colocada uma sutura de suspensão resistente numa das cartilagens traqueais com um fio de seda 2-0 após a ressecção da glândula tiroide. Quando se observa dificuldade de inspiração devido a traqueomalácia, o trato respiratório deve ser aberto com suturas de seda suspensas. A traqueostomia raramente é necessária nesses pacientes. Jacobs et al. (10) relataram que a traqueostomia foi realizada em 3 (1,4%) de 213 casos de tireoidectomia. Degerli et al. (ll)relataram que a traqueostomia foi realizada em 15 (1,4%) de 1007 casos de tireoidectomia.

Pneumotórax

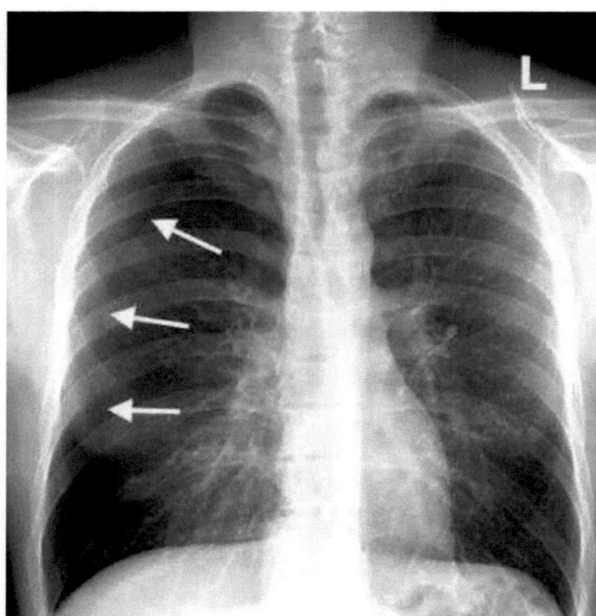

Figurel . Pneumothorax at xray film.

O pneumotórax é definido como a presença de ar livre no espaço intrapleural. Embora seja uma complicação rara após a cirurgia da tiroide, pode desenvolver-se durante a dissecção na área subtemal, é uma complicação que deve ser tida em consideração, especialmente porque aumenta o tempo de permanência no hospital e reduz o conforto do doente.

Suspeita-se de pneumotórax num doente com dispneia e dor torácica. O procedimento padrão para o diagnóstico de pneumotórax é a radiografia do tórax. A radiografia de tórax em póstero-anterior deve ser efectuada numa posição de pé. Uma radiografia de tórax em póstero-anterior (PA) revela a pleura visceral afastada da pleura parietal (Figura 1). A radiografia torácica de expiração é mais diagnóstica do que a radiografia torácica de inspiração. O volume do hemitórax diminui no final da expiração, pelo que o pneumotórax é mais facilmente diagnosticado. O tratamento é planeado de acordo com o tamanho do pneumotórax. Se a progressão for interrompida nos pneumotóraxes que ocupam menos de 20% do volume hemitorácico ou se se considerar que a fuga de ar parou, o doente pode ser observado com inalação de oxigénio e acompanhamento radiológico. Se houver um pneumotórax ocupando mais de 20% do volume hemitorácico ou se for observada progressão no paciente, aplica-se a drenagem com selo subaquático (12). Neste método, após a realização de uma traqueostomia, geralmente na intersecção do 5º/6º espaço intercostal com a linha axilar média, é colocado um tubo de toracostomia de 20 a 28 Fr. Este tubo é ligado a um selo de drenagem subaquática. Este é ligado a um sistema de drenagem subaquático selado. Outra área para toracostomia é o 2º espaço intercostal na linha médio-clavicular. Embora a evacuação de ar seja muito boa nas intervenções aqui efectuadas, a sua utilização é limitada devido a razões estéticas, drenagem inadequada de fluidos e possibilidade de lesão da artéria mamária interna se aplicada mais medialmente. Especialmente no pneumotórax iatrogénico, foi relatada uma taxa de sucesso de 99% com a toracostomia com tubo. Depois de a fuga de ar ter sido completamente interrompida e de a expansão ter sido registada na radiografia do tórax, o procedimento de toracostomia com tubo é terminado. Se o pulmão estiver expandido na radiografia de tórax, o doente pode ter alta.

Lesão do ducto torácico e quilotórax:

O ductus thoracicus é o maior sistema de drenagem linfática do corpo. Transporta o excesso de líquido linfático para a circulação sanguínea. Tem a forma de um canal duplo devido à união de anastomoses embriologicamente diferentes. Embora mais de 50% das pessoas apresentem anomalias do canal torácico, o canal torácico tem origem no cistema chyli, que se situa normalmente na parte anterior do corpo da segunda vértebra lombar (raramente entre T10 e L3). O cistema chyli tem aproximadamente 3-4 cm de comprimento e 2-3 cm de largura. O ducto torácico ascende no hemitórax direito entre a aorta e a veia ázigos atrás do esófago e entra no tórax através do hiato aórtico. Na quinta ou sexta vértebra torácica, cruza para a esquerda, posterior ao arco aórtico e à origem da artéria subclávia esquerda, e passa para a entrada torácica ao longo do lado esquerdo do esófago. Geralmente, percorre 3-4 cm acima da clavícula e arqueia-se lateralmente ao nível de C6-7, anterior à artéria subclávia e às artérias tirocervicais. Está envolvido na circulação sistémica na junção da veia subclávia esquerda com a veia jugular interna esquerda. O ducto torácico tem inicialmente 3-5 mm de diâmetro no adulto. Este diâmetro diminui do abdómen para o tórax e volta a aumentar na região cervical. À medida que sobe no tórax, recebe muitas colaterais da parede torácica. Existem muitas colaterais linfático-venosas entre o ducto torácico e a veia ázigo e as veias intercostais (13).

O ducto torácico transporta o fluido linfático e as gorduras digeridas dos órgãos abdominais e da parte inferior do corpo para a circulação venosa. Cerca de 60-70% das gorduras digeridas são absorvidas pelos linfáticos intestinais e transportadas pelo ducto torácico. Enquanto os ácidos gordos com um número de átomos de carbono inferior a 10 são absorvidos diretamente através do sistema portal, os ácidos gordos com 10 ou mais átomos de carbono são convertidos em quilomícrons e transportados para o sistema linfático. O ductus thoracicus é também a principal via de retorno das proteínas plasmáticas extravasculares e dos linfócitos para o espaço vascular. A perda prolongada de fluido linfático pode levar à desnutrição de gordura e proteína, bem como à perda de linfócitos T [13,14].

A acumulação de líquido linfático no espaço pleural devido a lesão do ducto torácico durante a cirurgia da tiroide é designada por quilotórax. O diagnóstico é confirmado através do exame do líquido pleural obtido por toracocentese. A presença de um líquido semelhante ao leite em indivíduos com uma dieta normal é, normalmente, um forte indício desta situação. A análise química do líquido pleural revela níveis elevados de triglicéridos e de proteínas (Quadro 1). Um rácio colesterol/triglicéridos inferior a 1 é caraterístico de um derrame quiloso, enquanto os derrames não quilosos têm um rácio superior a 1. Se o nível de triglicéridos for superior a 110mg/dL, existe uma probabilidade de 99% de o líquido ser quilo. Com um nível de triglicéridos inferior a 50, há menos de 5% de hipóteses de se tratar de um quilotórax (15,16). O quilotórax provoca sintomas de insuficiência respiratória à medida que o volume do derrame aumenta gradualmente. A acumulação rápida de líquido acompanhada de sintomas respiratórios graves não é comum; no entanto, pode por vezes ser observada após uma incisão traumática ou iatrogénica da espessura total do ductus thoracicus.

O principal objetivo do tratamento do quilotórax é melhorar a dispneia e reduzir a formação de quilo sem perturbar o equilíbrio metabólico e sem causar imunossupressão. Em estudos clínicos, observou-se que a fuga do ductus thoracicus fechava espontaneamente em 10-14 dias. Por esta razão, no tratamento do quilotórax são tentados principalmente métodos conservadores. Um destes métodos começa com a drenagem de um líquido linfático da cavidade torácica. Em alguns casos, isto pode ser conseguido através da toracocentese. A toracostomia com tubo é necessária em muitos casos em que a acumulação de líquido é rápida. Em seguida, são tomadas medidas para reduzir o fluxo linfático no ducto torácico. Inicialmente, uma dieta oral deve incluir triglicéridos de cadeia média que possam passar diretamente para o sistema venoso portal. Em doentes com acumulação excessiva de fluido linfático, pode ser necessário interromper completamente a ingestão oral e pode ser necessária nutrição parentérica (14-17). O tratamento cirúrgico está definitivamente indicado em doentes que não podem ser tratados com sucesso com tratamento conservador e que têm uma drenagem pleural superior a 500 ml por dia. A ligadura do ductus thoracicus ligeiramente acima do diafragma por toracotomia aberta ou toracoscopia proporciona um tratamento eficaz.

Quadro 1: Composição da quilo	
pH	7.4-7.8
Densidade	1012-1025
Linfócito	400-7000/dl
Cultura	Estéril

Glóbulos de gordura	Manchado com vermelho Sudão
Proteína total	2,2-5,9 g/dl
Albumina	1,2-3,6g/dl
Globulina	1.1-3.6g/dl
Fibrinojen	16-24g/dl
Gordura total	0,4-6 g/dl
Triglicéridos	>plasma
Colesterol	65-220 mg/dl
Eletrólito	= plasma
Glicose	48-200
Colesterol/Triglicéridos	<1

Referências

1. Thomusch O, Machens A, Sekulla C, Ukkat J, LippertH, Gastinger I, Dralle H. Análise multivariada dos factores de risco para complicações pós-operatórias na cirurgia do bócio benigno: Estudo prospetivo multicêntrico na Alemanha.World J Surg 2000;24:1335-1341.

2. Budak D, Ozarmadan S, Mercan S, Aren A, Molvalilar Tiroid cerrahisinin komplikasyonlan: 1244 olgununanalizi. Ulusal Cerrahi Dergisi 1990;6:29-32.

3. I§gor A. Anatomi. ImTiroid Hastaliklan ve Cerrahisi. 1 st Ed: I§gor A, Istambul, Avrupa Tip.2000:515-540.

4. Kiser AC, O'Brien SM, Detterbeck FC. Lesões traqueobrônquicas contundentes: Treatment and outcomes. Ann Thorac Surg. 2001; 71: 2059-65.

5. Lupetin AR. Avaliação tomográfica computadorizada do trauma laringotraqueal. Curr Probl Diagn Radiol. 1997; 26: 185- 206.

6. Balci AE. Trakcobronçiyal yaralanmalar. Turkiye Klinikleri J Surg Med Sei. 2007; 3[47]: 52-62.

7. Symbas PN, Hatcher CR Jr, Vlasis SE. Ferimentos de bala na traqueia. J Thorac ardiovasc Surg. 1982; 83: 235-8

8. Yetkin E. Tiroidektomi komplikasyonlan. In:Tiroid Hastaliklan ve Cerrahisi. 1 st Ed: îçgôr A, Istanbul, Avrupa Tip. 2000: 583-593.

9. Grillo HC. Traumatismo traqueal e brônquico. Em Grillo HC ed. Surgery of the trachea and bronchi. Londres B.C. Hamilton Inc, 2004; 271-90.

10.Jacobs GK, Aland J.W, Ballinger JF. Total thyroidectomy, a review of 213 patients; Ann Surg. 1983; 197:542.

11.Degerli Ü, Ünsal S, Keçer M, Parlak M. Tiroid cerrahisinde morbidité ve mortalité. Çagdaç Tip Dergisi; 1980; 7(40):1830.

12.Martin T, Fontana G, Olak J, Ferguson M. Utilização de um cateter pleural para o tratamento de pneumotórax simples Chest 1996; 110:1169- 72.

13.Miller JI. Anatomy of the thoracic duct and chylothorax. in In Shields TW, LoCicero J, Ponn RB, Rusch VW. ed. General Thoracic Surgery, vol 1, 6th ed., Philadelphia. Philadelphia: Lippincott Williams and Wilkins; 2005:879-888.

14.Yüksel M, Güler S. Duktus torasikus anatomisi ve çilotoraks. Yüksel M, Kalayci G, Gögüs Cerrahisi. , Bilmedya Grup, 1. baski. Istambul 2001, 521-535

15.Doerr CH, Allen MS, Nichols FC, Ryu JH. Etiologia do quilotórax em 203 pacientes. Mayo Clin Proc 2005; 80: 867-70.

lô.Paul S, Altorki NK, Port JL, et al. Tratamento cirúrgico do quilotórax. Thorac Cardiovasc Surg 2009; 57: 226-8

17. Apostolakis E, Akinosoglou K, Koletsis E, Dougenis D. Traumatic chylothorax following blunt thoracic trauma: two conservatively treated cases. J Card Surg 2009; 24: 22-2.

Capítulo 15

APLICAÇÕES MÉDICAS NUCLEARES APÓS CIRURGIA DA TIRÓIDE

Autor:

Yusuf Erkan Ozbay,MD

Especialista em medicina nuclear

Hospital de Formação e Investigação de Tepecik, Departamento de Medicina Nuclear, Turquia

A American Thyroid Association (ATA) fez recomendações adicionais em 2009 e 2015, depois de ter emitido orientações em 2006 sobre o diagnóstico e o acompanhamento dos cancros diferenciados da tiroide.

Uma vez que o tratamento com iodo radioativo (^{131} I - RAI) pode ser realizado após o tratamento cirúrgico, a excisão de todo o tecido tiroideu é importante na tiroidectomia. A tiroidectomia total é o fator determinante mais importante do sucesso da^{131} I. A fim de proporcionar atividade de ablação e residual aos tecidos residuais e de proporcionar^{131} I atividade aos tecidos metastáticos, o tecido tiroideu deve ser completamente excisado. A utilização de iodo radioativo segundo os critérios da ATA foi definida com limites claros.

Por que razão é efectuado o tratamento^{131} I RAI

1. Reduzir a recorrência e a mortalidade através da eliminação de focos de cancro microscópicos e metástases microscópicas com tratamento de ablação.

2. Para efetuar a medição da tiroglobulina (Tg) como marcador de cancro: A Tg é sintetizada e libertada apenas nas células foliculares da tiroide. Quando o tecido normal da tiroide é removido, não pode ser sintetizada e não pode ser encontrada no sangue. Se os doentes com tecido normal da tiroide removido com tratamento de ablação tiverem libertação de Tg, isso significa que são libertados a partir de tecidos de cancro da tiroide bem diferenciados. Por conseguinte, em doentes com tratamento de ablação, a Tg é um marcador tumoral de sensibilidade e especificidade muito elevadas. Trata-se de uma análise sanguínea indispensável no seguimento de um grupo de doentes. No entanto, a medição da Tg é influenciada pela presença de anticorpos anti-tiroglobulina (AntiTg). Se o antiTg for elevado, o nível de Tg no sangue não é fiável, o que pode levar a um Tg falso negativo (1-2-3). A anti-Tg é elevada em 25% dos casos de cancro da tiroide e em 10% da população (4)

3. Aumentar a sensibilidade da cintigrafia de corpo inteiro [^{131} I] para o seguimento após o tratamento de ablação: É mais fácil detetar a doença residual e as metástases locais ou à distância nas cintigrafias de corpo inteiro [^{131} I] após a remoção do tecido tiroideu normal do corpo. Uma vez que o tecido normal da tiroide absorve mais I^{131} do que as metástases, na imagiologia cintigráfica...

4. Estadiamento da doença com imagens cintigráficas obtidas após o tratamento de ablação: Após o tratamento de ablação, são efectuadas imagens de corpo inteiro dos doentes. As metástases locais ou distantes anteriormente não reconhecidas nestas imagens podem ser detectadas em 9-15% dos doentes.

O QUE É O IODO RADIOACTIVO?

A semi-vida do^{131} I é de cerca de 8 dias e emite raios beta e gama. Os raios beta podem deslocar-se até 1 mm no tecido. Por este motivo, é importante que o tecido residual seja pequeno para que o tecido não tiroide, os gânglios linfáticos e as metástases possam reter o iodo. Mais de 2 g de tecido pode exigir uma reoperação. Uma vez que a taxa de sucesso da ablação^{131} I é de 94% em doentes com menos de 2 g de tecido, esta taxa pode ser reduzida para 68% em doentes com mais de 2 g de tecido (5). Além disso, uma vez que pode ser observada a acumulação de^{131} I no tecido residual, as metástases podem não atingir uma quantidade suficiente de^{131} I. Para além do tamanho do tecido, a TSH superior a 30 mU/ml é outro critério. A TSH recombinante pode ser administrada nos casos em que o tecido é pequeno mas não se consegue a estimulação necessária da TSH. A duração da elevação da TSH pode ser de um mês após a cirurgia. Por vezes, é necessário ser paciente para a elevação da TSH. A administração de preparações de T4 ao doente antes do relatório da patologia pós-operatória atrasa a captação de[131] I. Por este motivo, não recomendamos a reposição de T4 antes de obter um relatório patológico. As preparações de T3 podem ser administradas e aguardadas quando o relatório da patologia está atrasado ou em doentes de risco (os riscos de hipotiroidismo prolongado). As preparações de T3 têm uma semi-vida mais curta. Os níveis de tiroglobulina pré-RAI podem dar uma ideia do estadiamento. Níveis elevados de tiroglobulina podem ser indicativos de metástases em doentes que, após tiroidectomia total, também se encontram no pós-operatório de 30 dias.

Devem ser efectuados hemogramas completos e medições da função renal antes da RAI. O ajuste da dose deve ser efectuado em doentes com disfunções renais e em diálise.

Deve-se suspender a T4 por pelo menos um mês e a T3 por 15 dias antes da RAI. [th]A cintigrafia da tiroide, a ecografia cervical, a medição da TSH e da tiroglobulina devem ser efectuadas no 30º dia de pós-operatório em doentes com terapêutica de substituição interrompida ou sem terapêutica de substituição. Neste período prolongado de hipotiroidismo, o doente deve praticar menos atividade física e a eliminação endógena de iodo deve ser assegurada por uma dieta isenta de iodo. Recomenda-se pelo menos 2 semanas de proibição de iodo (<50 pg / d) (6)

Nos casos em que a reoperação não pode ser efectuada por qualquer motivo, a RAI pode ser realizada independentemente da TSH. Não se deve esquecer que, neste caso, a eficácia do tratamento diminui. A TSH recombinante pode ser útil. Nos casos em que a RAI é aplicada repetidamente, pode tentar-se a redução do tecido residual e a ablação. Isto significa aplicar RAI 2-3 vezes consecutivas. Deve ter-se em atenção as complicações que o tamanho do tecido pode causar. Em tecidos muito grandes, o iodo radioativo pode ficar retido na glândula tiroide e pressionar a área circundante (será descrito na secção de complicações). Uma vez que os raios beta são eficazes na área de 1 mm, o tratamento será insuficiente. No entanto, as medições de Tg perderão sensibilidade. A eficácia da radioterapia e da quimioterapia é de uma quantidade ínfima.

Utilização de RAI nas diretrizes da ATA

Sugestão Força Categoria Descrição

A Fortemente recomendado. Estas recomendações baseiam-se em provas de boa qualidade que podem contribuir para o saneamento ou a cura da doença. As provas incluem os resultados de estudos bem concebidos e bem conduzidos em amostras coerentes que podem ter um impacto direto nos resultados de saúde.

B Recomendado. Estas recomendações baseiam-se em provas substanciais que podem contribuir para a proteção da saúde ou para a melhoria da doença. A evidência é suficiente para determinar os efeitos apenas nos resultados de saúde e a força da evidência é limitada à natureza indireta da evidência sobre o número, a qualidade ou a consistência dos estudos individuais, a generalização para a prática de rotina ou os resultados de saúde.

C Recomendado. A recomendação baseia-se em pareceres de peritos.

D Não recomendado. A recomendação baseia-se em pareceres de peritos.

E Não recomendado. A recomendação baseia-se em provas substanciais de que a saúde não pode contribuir para a manutenção ou melhoria da doença, ou em provas indirectas de que os danos são mais do que benéficos.

F Fortemente não recomendado. A recomendação baseia-se em boas provas de que o serviço prestado ou a intervenção efectuada é mais prejudicial do que benéfica para a saúde.

I Nem recomendado nem não recomendado. O equilíbrio entre benefícios e prejuízos não pode ser determinado.

A ablação por RAI é recomendada em todos os doentes com metástases à distância conhecidas, independentemente do tamanho do tumor, em doentes com aparente extensão extra-tiroideia ou tumores com mais de 4 cm de diâmetro (grau B).

A ablação por RAI é recomendada para doentes com um grupo de risco moderadamente elevado de morte por recidiva ou cancro da tiroide (nível de recomendação c)

A ablação por RAI não é recomendada para doentes com um pequeno tumor unifocular de 1 cm sem outros factores de risco (grau de recomendação E)

A RAI com múltiplos focos sem outros factores de risco, sendo todos os focos tão pequenos como 1 cm, não é recomendada (pontuação de recomendação E)

Nos casos em que o tratamento com RAI não está disponível, devem ser efectuados estudos frequentes de recidiva e/ou metastização.

O rastreio com RAI antes da ablação com RAI não é recomendado porque reduz o envolvimento do RAI na glândula tiroide. Se for absolutamente necessário, o tratamento deve ser efectuado nas 72 horas seguintes ao fim do rastreio.

QUAL DEVE SER A ACTIVIDADE^{131} I UTILIZADA PARA A ABLAÇÃO DE TECIDO RESIDUAL?

O sucesso da ablação de tecido residual é definido como a ausência de^{131} I envolvimento no exame RAI após a ablação e ausência de tiroglobulina estimulada (ausência de anti-Tg) (7-8-9). A atividade de 30 e 100 mCi^{131} I apresenta normalmente taxas de sucesso de ablação e de recorrência semelhantes. Embora exista uma tendência para taxas de ablação elevadas com uma atividade elevada, um estudo recente não encontrou qualquer diferença entre as actividades de 30 ou 100 mCi^{131} I na ablação de tecido residual (7-10-1112-13-)

Recomendações

Deve ser utilizada uma atividade mínima (30-100 mCi), especialmente em doentes de baixo risco (pontuação de recomendação elevada, evidência forte)

Se houver um resíduo e uma histologia tumoral agressiva (célula alta, célula colunar, etc.), são realizadas mais actividades.

São utilizados 150 mCi para metástases linfonodais de rotina e 200 mCi para metástases de órgãos à distância.

Os exames de captação de iodo nos 7-10 dias após a terapia são muito úteis para detetar metástases. Nos exames de dose elevada, foram registados focos metastáticos adicionais em 10 a 26% dos doentes com exames de diagnóstico (5 mCi). As novas manifestações são frequentemente observadas no pescoço, pulmão e mediastino. As imagens de fusão SPECT-CT são mais susceptíveis de detetar com precisão o local da lesão (14-15)

É necessário efetuar o rastreio do iodo 131 em todo o corpo durante o acompanhamento de doentes radioiodizados?

Os valores não mensuráveis de Tg e anti-TG em doentes de risco baixo-intermédio não se aplicam à rotina de rastreio de corpo inteiro^{131} I na deteção de USG negativa (recomendação forte, evidência moderada).

COMPLICAÇÕES DO TRATAMENTO^{131} I

Tiroidite por radiação: É mais importante nos casos com tecido residual. Ocorre em cerca de 20% dos casos após uma semana. Nestes casos, são detectados sintomas e sinais relacionados com a tiroide.

Edema indolor do pescoço: Ocorre devido à dose elevada de^{131} que utilizo e é independente da quantidade de tecido deixado para trás. Pensa-se que seja de origem alérgica. Tanto a tiroidite como o edema podem provocar problemas respiratórios. Em ambos os casos, a cortisona dá uma boa resposta

Inflamação da glândula salivar: Ocorre em 24 horas após a administração de iodo. A mastigação de pastilhas elásticas, a sucção de açúcar de limão e a hidratação são medidas preventivas e curativas.

Sistema digestivo : Pode ocorrer mau gosto na boca, náuseas, vómitos e diarreia. Os vómitos precoces podem reduzir a utilidade do^{131} I. A xerostomia pode constituir um risco, nomeadamente nos doentes com prática dentária.

A complicação mais importante do^{131} I ocorre durante o tratamento com^{131} I na retenção de metástases no cérebro, na medula espinal e nas vias respiratórias. O edema e a hemorragia nas metástases do órgão podem afetar o órgão dentro ou perto dele(16)

A trombocitopenia e a leucopenia observadas nos doentes são temporárias e geralmente não causam quaisquer problemas

Complicações tardias

As lesões das gónadas, da medula óssea e dos pulmões relacionadas com a radiação são as complicações tardias mais comuns. Uma dose elevada de^{131} I pode danificar os testículos e os ovários durante a excreção pela bexiga (excretada na urina). A ingestão de muita água e a micção frequente reduzem a dose. A obstipação (aumenta especialmente no hipotiroidismo) deve ser evitada. A toma do tratamento^{131} I não aumenta a infertilidade num seguimento de 20 anos (16). As mulheres devem utilizar o método contracetivo de 12 meses. As mães que amamentam devem interromper o aleitamento durante 3 meses.

Nos homens, o número de contagens transitórias de espermatozóides pode diminuir e pode ser observada uma elevação da FSH (17). A infertilidade não aumenta mesmo com doses elevadas (18). Após o tratamento com RAI, sugere-se que a parceira da doente não engravide durante 3 meses para evitar potenciais anomalias cromossómicas transitórias.

A depressão da medula óssea é dependente da dose. Os valores máximos de atividade segura determinados com base na dosimetria da medula óssea variam entre 300 e 1.000 mCi. Recomenda-se o armazenamento de medula óssea acima de 1 Ci.

Em doentes com metástases pulmonares difusas de cancro da tiroide, pode observar-se fibrose pulmonar após o tratamento com RAI. Em casos raros, não deve ser esquecida

Proteção ambiental dos doentes que tomam RAI

A duração de um internamento num serviço de tratamento com iodo radioativo pode variar de pessoa para pessoa: A duração média do internamento é de cerca de um a três dias. Esta duração depende do tamanho da glândula tiroide e do estado metabólico do doente, e pode ser estimada antecipadamente pelo médico. Para evitar que outras pessoas sejam expostas à radiação, não é permitido visitar o doente durante este período. O pessoal de enfermagem também deve ser protegido através de tempos de contacto curtos e da distância.

Os doentes devem estar em jejum 4-6 horas antes do tratamento e não devem ingerir alimentos secos 2 horas após o tratamento, nem alimentos líquidos durante 1 hora. Os doentes com incontinência devem ser avaliados antes do tratamento e devem ser tomadas precauções adicionais em termos de segurança da radiação

Os doentes que recebem tratamento com iodo radioativo (mais de 21 mCi) são hospitalizados, em média, 1 a 3 dias em quartos especiais chamados câmaras de iodo. Os resíduos de urina e fezes dos doentes internados neste quarto são armazenados nos seus próprios sistemas de esgotos. É necessário manter-se afastado das mulheres grávidas e das crianças com menos de 16 anos um mês após a alta. ^{131}A excreção pode ser acelerada se o doente ingerir muitos líquidos. A descarga da sanita deve ser sifonada duas vezes. Devido ao hipotiroidismo de longa data e à consequente^{131} absorção de I, recomenda-se aos doentes que repousem durante um mês em casa. Em caso de contaminação com urina ou fezes, a roupa deve ser guardada num local separado e o doente deve ser lavado com água abundante. Os doentes são aconselhados a tomar duches frequentes, uma vez que também é possível a transpiração do corpo.

A TAEK estipula a recolha dos resíduos radioactivos gerados na urina e nas fezes dos pacientes tratados com^{131} I numa secção especialmente preparada e exigida por lei. As águas residuais são recolhidas numa unidade de decomposição. A radioatividade da glândula tiroide durante o tratamento com iodo radioativo é elevada. Este facto é, sem dúvida, desejável. Além disso, o efeito da radiação noutros órgãos do corpo é baixo, mas existe uma exposição sob diferentes formas. Especialmente quando se consideram as glândulas reprodutoras, a exposição à radiação é aproximadamente equivalente à tomografia computorizada ou ao exame de raios X dos rins.

Antes do tratamento, devem ser fornecidas informações sobre a proteção das crianças e de outros membros da família contra as radiações. Deve ser especificada a duração do contacto permitido, a distância, e devem ser explicadas as precauções a tomar em relação à utilização da casa de banho e do banho. Deve ser realçado que o primeiro dia após o tratamento é o dia mais importante para a proteção. Os doentes não devem partilhar a comida e as bebidas durante 2 a 4 dias após o tratamento, não devem fazer viagens longas em transportes públicos e devem dormir sozinhos. Ao discutir os ambientes de trabalho dos doentes (especialmente mulheres grávidas, crianças com crianças no ambiente de trabalho, proximidade e duração do contacto com colegas enquanto trabalham em espaços confinados), deve ser comunicado o tempo de inatividade. Cada doente deve ser avaliado individualmente. As restrições e a duração a respeitar são descritas em pormenor no documento intitulado "Conditions for Discharge of Patients Treated the [^{131} I] no sítio Web da Agência Turca da Energia Atómica".

Deve ser indicado no dia do tratamento e no dia seguinte que os doentes devem beber muitos líquidos. Durante as primeiras 24-48 horas, o doente é convidado a mascar pastilha elástica ou a tomar sumo de limão para aumentar a secreção de saliva.

Os doentes com insuficiência renal devem ser cuidadosamente avaliados quanto à adesão ao tratamento. É importante que o^{131} I seja eliminado por diálise (19) e que o tratamento subsequente destes doentes seja efectuado imediatamente após a diálise e que a diálise seguinte seja interrompida até se conseguir um envolvimento suficiente do^{131} I na glândula tiroide. A exposição à radiação dos doentes em diálise é um pouco mais elevada do que a dos doentes com função renal normal (20), mas não existe uma necessidade definitiva de reduzir a dose de tratamento do hipertiroidismo em doentes renais em fase terminal.

Cancros da tiroide e aplicação da PET

A principal indicação para a PET no cancro da tiroide é um nível sanguíneo elevado de tiroglobulina sem envolvimento de iodo no rastreio com radioiodo. A PET é mais frequentemente benéfica com níveis de tiroglobulina ≥ 10 ng / mL. Pode ajudar a diferenciar mal os cancros da tiroide e a estadiar o cancro invasivo de células fúngicas. Existem alguns estudos que demonstram que a estimulação da TSH em^{18} FDG-PET aumenta ligeiramente a sensibilidade (21). Não existem provas suficientes de que a estimulação da TSH aumente o valor prognóstico.

Os estudos PET-CT realizados com^{124} I são sensíveis à imagiologia diferencial de carcinomas da tiroide e metástases. Com o fácil acesso ao isótopo, a sua utilização será mais frequente no futuro.

Aplicações de sepulturas Basedow

As causas mais comuns de hipertiroidismo são os graves, os nódulos solitários tóxicos e o bócio multinodular tóxico. Exceto em doentes grávidas e lactantes, os tratamentos^{131} I podem ser administrados com segurança. Nos doentes com nódulos, estes devem ser biopsados e os tumores malignos devem ser removidos.

Foi comunicado que os sintomas oculares podem aumentar em doentes com oftalmopatia ligeira a moderada (22). Foi referido que a administração de^{131} I] na presença de corticosteróides previne o agravamento da oftalmopatia em doentes com oftalmopatia ativa (23).

A complicação mais importante do hipertiroidismo é o hipotiroidismo. A maioria dos centros não se preocupa com o tratamento permanente e o hipotiroidismo para evitar recorrências no futuro. Embora seja ideal tornar o doente eutiroideu, muitas vezes isso não é possível.

Preparação do doente

Os doentes com tirotoxicose grave antes do tratamento, os doentes com elevado risco de tempestade tiroideia e os doentes idosos devem ser levados ao eutiroidismo, se possível, com tratamento com medicamentos antitiroideus. Há informações de que estes medicamentos reduzem a eficácia do tratamento em doentes que necessitam de utilizar medicamentos antitiroideus (24-25). No entanto, há também publicações que relatam achados contrários, especialmente em relação ao uso de metimazol antes do tratamento. Em alguns estudos, foi relatado que o uso de metimazol não afetou negativamente o tratamento, enquanto um estudo controlado randomizado relatou que o uso de metimazol antes do tratamento aumentou os valores de captação de iodo radioativo e reduziu a necessidade de dosagem para a eficácia do tratamento (26). Estes medicamentos podem ter de ser interrompidos antes do tratamento. Existem diferentes opiniões sobre os períodos de interrupção antes do tratamento, mas é referido como um período ótimo de 3-5 dias, exceto em casos especiais. A medicação deve ser reiniciada dentro de 3-7 dias após o tratamento.

O hipotiroidismo pode ser mais frequente após o tratamento se o tratamento do adenoma tóxico ou do bócio multinodular tóxico for normal ou elevado antes de os valores de TSH do doente aumentarem, uma vez que a exposição à radiação do tecido tiroideu normal não diabético pode aumentar. Por este motivo, desde que não haja contraindicação clínica, o tratamento pode ser efectuado quando os valores de TSH são baixos.

O tratamento com iodo radioativo pode ser planeado se houver contraindicação cirúrgica em doentes com MNG não tóxica que tenham algum sintoma ou razões estéticas, ou se o doente não quiser ser operado. A utilização de TSH humana recombinante (rhTSH) pré-tratamento aumenta o valor da RAIU e o sucesso do tratamento (redução do tamanho da glândula tiroide) na glândula tiroide (27-28).

Os doentes com insuficiência cardíaca e fibrilhação auricular não controlada antes da terapêutica com iodo radioativo devem ser tratados com diuréticos e antiarrítmicos adequados (exceto amiodarona), para além dos tratamentos médicos.

Os beta-bloqueadores podem ser utilizados em doentes com tirotoxicose sintomática ou doença cardiovascular subjacente (taquicardia, tremores). O propranolol é o fármaco mais frequentemente utilizado porque também inibe a transdução periférica de T4 para T3. O beta-bloqueador deve ser iniciado antes do tratamento com iodo radioativo e deve ser mantido até ao desaparecimento dos sintomas clínicos após o tratamento. Pode ser administrada uma dose total de 10-80 mg três vezes por dia.

As mulheres devem ser avisadas de que a gravidez é contra-indicada e devem ser aconselhadas a proteger-se durante 4-6 meses através de métodos anticoncepcionais adequados até atingirem o eutiroidismo estabilizado. A exposição a^{131} I após a 10.ª e 11.ª semanas de gravidez pode causar efeitos adversos no desenvolvimento da glândula tiroide (29-30), desenvolvimento de atraso mental e possível desenvolvimento de cancro (30), pelo que todas as mulheres em período de fertilidade devem ser submetidas a um teste de gravidez nas últimas 48 horas e a gravidez deve ser eliminada. Mesmo que a amamentação seja interrompida nas mães que amamentam, o tratamento com iodo radioativo não deve ser administrado durante 6 semanas após o fim da lactação para evitar a exposição do tecido mamário à radiação.

Antes do tratamento, deve ser entregue a todos os doentes um formulário de consentimento informado, em conformidade com as normas legais. Este documento deve ser breve, mas compreensível, e descrever o diagnóstico do doente, os possíveis efeitos secundários adversos (desenvolvimento de hipotiroidismo em doentes com doença de Graves), a preparação necessária antes do tratamento, os efeitos da radiação e as precauções a tomar. Em caso de tratamento em ambulatório, devem ser respeitadas as normas nacionais de segurança contra as radiações. Os doentes tratados com doses de radiação de 20 mCi ou superiores devem ser hospitalizados e tratados.

Gestão

A. Geral

O tratamento com beta-bloqueadores não precisa de ser interrompido. Se o paciente ainda estiver tireotóxico 3-6 meses após o tratamento, pode ser administrada a segunda dose de tratamento. A dose pode ser aumentada na aplicação da segunda dose do tratamento (25%).

B. Seleção da dose

A atividade a aplicar (filosofia de seleção da dose) deve ser determinada de acordo com a política de cada departamento. Em geral, não existe uma diferença significativa na probabilidade de sucesso e na taxa de hipotiroidismo em fase tardia entre as estratégias de tratamento com doses baixas, médias ou elevadas. Os métodos utilizados para este efeito são o tratamento com dose fixa e o cálculo da dose em função do doente.

Seleção da dose na doença de Graves:

a. O tratamento de dose fixa é o tratamento mais comummente utilizado. Para o efeito, são habitualmente utilizados 10 mCi. O hipotiroidismo é detectado em 69% dos casos no primeiro ano após o tratamento (31). Esta taxa aumenta nos anos seguintes. O aumento da frequência do hipotiroidismo (tratamento bem sucedido) e a diminuição da duração do aparecimento, ao mesmo tempo que uma dosagem mais baixa, reduz o sucesso do tratamento na aplicação da dose fixa padrão.

b. Devem ser estimados 3 dados para a estimativa da dose específica do doente (estimada por palpação, cintigrafia ou USG), a taxa de absorção da glândula^{131} I (normalmente, é preferível o rácio de absorção de 24 h) e a dose de radiação alvo por grama de tecido (as doses recomendadas variam entre 80 e 200 μCi por grama de tecido). A fórmula é a seguinte e o resultado indica a dose de tratamento em "mCi".

E peso estimulado da glândula em gramasx80-200 pC 131 I/g taxa de absorção em 24 horas (%) x 10

c. Pode ser aplicado um tratamento progressivo. 5-10 mCi (185-370 MBq) podem ser administrados a doentes com glândula tiroide pequena e tirotoxicose ligeira, 10-20 mCi (370-740 MBq) podem ser administrados a doentes com glândula tiroide média e tirotoxicose moderada. 20-25 mCi (740-925 MBq) podem ser administrados em doentes com glândula tiroide grande e tirotoxicose grave e problemas cardíacos com tirotoxicose, ou em casos que exijam hipotiroidismo rápido.

Seleção da dose em doentes adenomatosos tóxicos e com MNG tóxica:

a. O tratamento de dose fixa é o tratamento mais comummente utilizado. Em geral, são preferidas doses entre 1020 mCi. Em doentes com um grande número de nódulos tóxicos, a seleção da dose deve ser mais elevada.

b. Existem algumas fórmulas utilizadas no cálculo da dose. Nestas fórmulas, o volume do nódulo ou o peso do nódulo é calculado de acordo com o tamanho do nódulo em geral e o objetivo do tratamento é determinado através da determinação da dose de radiação alvo por grama de tecido com o valor RAIU de 24 horas. Nestes cálculos, a quantidade alvo de radiação administrada por grama de tecido é, em geral, superior à da doença de Graves (150-200 μCi 131 I/g).

C. Interações medicamentosas e outras

1. Todos os medicamentos que contêm iodo (amiodarona, brometo), meios de contraste e outras preparações podem bloquear a captação de^{131} I durante vários períodos de tempo. Estes fármacos e preparações devem ser descontinuados no momento adequado antes do tratamento (foram fornecidas informações exaustivas sobre a ablação com iodo radioativo do carcinoma da tiroide e orientações para a administração do tratamento).

2. Os doentes com valores elevados de RAIU podem beneficiar da informação dos doentes no sentido de obterem uma baixa ingestão de iodo nas suas dietas, embora o benefício clínico não seja significativo.

D. Utilização de iodo radioativo na infância

A doença de Graves é a causa mais comum de hipertiroidismo tanto em crianças como em adultos. O tratamento pode ser feito com cirurgia, medicamentos antitiroideus e iodo radioativo, mas a utilização de iodo radioativo é menos preferida do que outros métodos de tratamento. A razão mais importante para a baixa preferência pelo tratamento com iodo radioativo é o risco de exposição à radiação e de cancro associado. No entanto, o risco de cancro da tiroide em doentes tratados com tratamento com iodo radioativo na infância devido à doença de Graves não é superior ao dos doentes tratados com outros métodos (32). Por este motivo, pode ser utilizado sobretudo em crianças com mais de 5 anos e na presença de hipertiroidismo difuso. Uma vez que a probabilidade de cancro da tiroide aumenta após doses de radiação mais baixas, sugere-se que o tratamento vise doses de radiação mais elevadas por grama de tecido. O tratamento com iodo radioativo pode não ser adequado em doentes com doença de Graves associada a nódulos frios devido ao aumento do risco de cancro devido à baixa exposição à radiação através da vizinhança nos nódulos frios. Além disso, em casos de hipertiroidismo nodular, a escolha do iodo radioativo em nódulos tóxicos pode não ser uma abordagem adequada em crianças devido ao risco de desenvolvimento de cancro devido à baixa exposição à radiação na tiroide normal adjacente ao nódulo.

E. Acompanhamento

A normalização da função tiroideia e dos achados clínicos após o tratamento com iodo radioativo pode ser observada nas primeiras 4-8 semanas, mas a condição mais comum é ser corrigida no prazo de 26 meses. Raramente pode ser observado hipotiroidismo precoce, podendo depois desenvolver-se hipertiroidismo recorrente.

Nos doentes com hipotiroidismo, a oftalmopatia de Graves deve ser diagnosticada e tratada precocemente porque o hipotiroidismo pode aumentar a gravidade da oftalmopatia. Neste grupo de doentes, deve ser feito um exame cuidadoso para detetar hipotiroidismo e, se detectado, deve ser alcançado um eutiroidismo sem atraso (33-34).

Apesar da melhoria do hipertiroidismo, os níveis de TSH podem continuar elevados devido à sua longa semi-vida. Por este motivo, os controlos devem ser realizados com frequência suficiente durante os primeiros 6 meses e devem ser seguidos os valores absolutos de TSH, bem como os valores de T4 e T3 livres. Os doentes podem ser convocados para controlos anuais de rotina depois de iniciada a substituição da hormona tiroideia após um tratamento bem sucedido.

Os medicamentos anti-tiroideus e os bloqueadores beta devem ser mantidos até ao início do efeito do iodo radioativo e devem ser descontinuados após o sucesso do tratamento. Se o hipertiroidismo persistir após 6 meses de tratamento, o doente deve ser avaliado para novo tratamento. Apenas os doentes com valores descendentes de TSH, mas cujos níveis hormonais são normais, podem ser acompanhados de perto. Os doentes com hipertiroidismo óbvio persistente devem ser submetidos a um segundo tratamento sem demora. O objetivo do novo tratamento deve ser o de provocar hipotiroidismo. Os doentes com hipertiroidismo persistente apesar de vários tratamentos devem ser encaminhados para tratamento cirúrgico.

VIII. Segurança das radiações

O doente deve beber muitos líquidos e explicar-lhe como a micção frequente reduzirá a exposição à radiação.

Deve ser referido que, após um longo período de tratamento, haverá radiações no suor, na urina e na saliva, que as pessoas espalharão as radiações pelo ambiente e que as práticas de segurança contra as radiações recomendadas pela TAEK devem ser apresentadas por escrito.

Referências

1- Verburg FA, Luster M, Cupini C, Chiovato L, Duntas L, Elisei R, Feldt-Rasmussen U, Rimmele H, Seregni E, Smit JW, Theimer C, Giovanella L 2013 Implicações da positividade dos anticorpos de tiroglobulina em doentes com cancro diferenciado da tiroide: uma declaração de posição clínica. Tiroide 23:1211-1225.

2- Spencer CA, Takeuchi M, Kazarosyan M, Wang CC, Guttler RB, Singer PA, Fatemi S, LoPresti JS, Nicoloff JT 1998 Serum thyroglobulin autoantibodies: prevalence, in- fluence on serum thyroglobulin measurement, and prognostic significance in patients with differentiated thyroid carcinoma. J Clin Endocrinol Metab 83:1121-1127

3- Spencer CA 2004 Challenges of serum thyroglobulin (Tg) measurement in the presence of Tg autoantibodies (Desafios da medição da tiroglobulina sérica (Tg) na presença de auto-anticorpos Tg). J Clin Endocrinol Metab 89:3702-3704

4- Hollowell JG, Staehling NW, Flanders WD, Hannon WH, Gunter EW, Spencer CA, Braverman LE 2002 TSH sérico, T(4) e anticorpos da tiroide na população dos Estados Unidos (1988 a 1994): National Health and

Nutrition Examination Survey (NHANES III). J Clin Endocrinol Metab 87:489-499.

5- Mazzaferri EL. Carsinoma de folículo ephitellium radioiodo e outros tratamentos e resultados na tiroide pp:922-941, 1996

6- Sawka AM, Ibrahim-Zada I, Galacgac P, Tsang RW, Brierley JD, Ezzat S, Goldstein DP 2010 Restrição de iodo na dieta como preparação para o tratamento com iodo radioativo ou para o rastreio do cancro da tiroide bem diferenciado: uma revisão sistemática. Tiroide 20:1129-1138.

7- Mallick U, Harmer C, Yap B, Wadsley J, Clarke S, Moss L, Nicol A, Clark PM, Famell K, McCready R, Smellie J, Franklyn JA, John R, Nutting CM, Newbold K, Lemon C, Gerrard G, Abdel-Hamid A, Hardman J, Macias E, Roques T, Whitaker S, Vijayan R, Alvarez P, Beare S, Forsyth S, Kadalayil L, Hackshaw A 2012 Ablação com iodo radioativo de baixa dose e tirotropina alfa no cancro da tiroide. N Engl J Med 366:1674-1685

8- Schlumberger M, Catargi B, Borget I, Deandreis D, Zerdoud S, Bridji B, Bardet S, Leenhardt L, Bastie D, Schvartz C, Vera P, Morel O, Benisvy D, Boumaud C, Bonichon F, Dejax C, Toubert ME, Leboulleux S, Ricard M, Benhamou E 2012 Estratégias de ablação com iodo radioativo em doentes com cancro da tiroide de baixo risco. N Engl J Med 366:1663-1673

9- Maenpaa HO, Heikkonen J, Vaalavirta L, Tenhunen M, Joensuu H 2008 Baixa vs. alta atividade do iodo radioativo para ablação da tiroide após tiroidectomia por cancro: um estudo aleatório. PLoS One3:el885.

10- Fallahi B, Beiki D, Takavar A, Fard-Esfahani A, Gilani KA, Saghari M, Eftekhari M 2012 Baixa versus alta dose de iodo radioativo na ablação pós-operatória de tecido residual da tiroide em doentes com carcinoma diferenciado da tiroide: um grande ensaio clínico aleatório. Nucl Med Commun 33:275-282

11- Kukulska A, Krajewska J, Gawkowska-Suwinska M, Puch Z, Paliczka-Cieslik E, Roskosz J, HandkiewiczJunak D, Jarzab M, Gubala E, Jarzab B 2010 Ablação do remanescente da tiroide por radioiodo em doentes com carcinoma diferenciado da tiroide (DEC): comparação prospetiva dos resultados a longo prazo do tratamento com 30, 60 e 100 mCi. Estudo da Tiroide 3:9

12- Castagna MG, Cevenini G, Theodoropoulou A, Maino F, Memmo S, Claudia C, Belardini V, Brianzoni E, Pacini F 2013 A ablação pós-cirúrgica da tiroide com actividades de iodo radioativo baixas ou elevadas resulta em resultados semelhantes em doentes com cancro da tiroide diferenciado de risco intermédio. Eur J Endocrinol 169:23-29

13- Han JM, Kim WG, Kim TY, Jeon MJ, Ryu JS, Song DE, Hong SJ, Shong YK, Kim WB 2014 Efeitos da terapia com iodo radioativo pós-operatória de baixa e alta dose no resultado clínico em pacientes com câncer de tireoide pequeno diferenciado com extensão extratireoidiana microscópica. Tiroide 24:820-825.

14- Schmidt D, Linke R, Uder M, Kuwert T 2010 Seguimento de cinco meses de doentes com e sem metástases de nódulos linfáticos iodados positivos de carcinoma da tiroide reveladas por (131)1- SPECT/CT na primeira radioablação. Eur J Nucl Med Mol Imaging 37:699-705.

15- Grewal RK, Tuttle RM, Fox J, Borkar S, Chou JF, Gonen M, Strauss HW, Larson SM, Schoder H 2010 The effect of posttherapy 1311 SPECT/CT on risk classification and management ofpatients with differentiatedthyroid cancer. JNucl Med 51:1361-1367.

16- Sarkar SD, Beierwaltes Wh, Gill SP ,et al.Subsequent fertility and birth histories of children and adolescents treated with I for thyroid cancer. J Nucl Med 17:460,1976

17- Wichers M, Benz E, Palmedo H, Biersack HJ, Grunwald F, Klingmuller D 2000 Testicular function after radioiodine therapy for thyroid carcinoma. Eur J Nucl Med 27:503-507.

18- Lushbaugh CC, Casarett GW 1976 The effects of gonadal irradiation in clinical radiation therapy: a review. Cancro 37:1111-1125.

19- Sinsakul M, Ali A. Radioactive 1311 use in end-stage renal disease: nightmare or nuisance? Semin Dial

2004;17:53-56.

20- Pahlka RB, Sonnad JR. The effects of dialysis on 1311 kinetics and dosimetry in thyroid cancer patients- a pharmacokinetic model. Health Phys 2006;91:227-237.

21- 825Leboulleux S, Schroeder PR, Busaidy NL, Auperin A,Corone C, Jacene HA, Ewertz ME, Boumaud C, Wahl RL, Sherman SI, Ladenson PW, Schlumberger M 2009 Assessment of the incremental value of recombinant thyrotropin stimulation before 2-[18F]-fluoro-2-deoxy- D-glucose positron emission tomography/computed tomography imaging to localize residual differentiatedthyroid cancer. J Clin Endocrinol Metab 94:1310-1316

22- Tallstedt L, Lundell G, Torring O, Wallin G, Ljunggren JG, Blomgren H, Taube A. Ocorrência de oftalmopatia após tratamento do hipertiroidismo de Graves. O Grupo de Estudo da Tiroide. N Engl J Med 1992;326:1733-1738.

23- Bartalena L, Marcocci C, Bogazzi F, Manetti L, Tanda ML, Dell'Unto E, Bruno-Bossio G, Nardi M, Bartolomei MP, Lepri A, Rossi G, Martino E, Pinchera A. Relação entre a terapêutica do hipertiroidismo e a evolução da oftalmopatia de Graves. N Engl J Med 1998;338:73- 78.

24- Pimat E, Zaletel K, Gaberscek S, Hojker S. O resultado do tratamento 1311 em doentes de Graves pré-tratados ou não com metimazol. Hell JNucl Med 2011;14:25-29

25- Santos RB, Romaldini JH, Ward LS. Propiltiouracil reduz a eficácia do tratamento com radioiodo em pacientes hipertireoideos com doença de Graves. Thyroid 2004;14:525-530.

26- Kyrilli A, Tang BN, Huyge V, Blocklet D, Goldman S, Corvilain B, Moereno-Reyer R. O pré-tratamento com tiamazol reduz a atividade necessária para curar o hipertiroidismo em doentes com bócio nodular. J Clin Endocrinol Metab 2015;100:2261-2267.

27- Braverman L, Kloos RT, Law B Jr, Kipnes M, Dionne M, magner J. Evaluation of various doses of recombinant human thyrotropin in patients with multinodular goiters. Endocr Prac 2008;14:832- 839.

28- Fast S, Nielsen VE, Grupe P, Boel-Jorgensen H, Bastholt L, Andersen PB, Bonnema SJ, Hegedüs L. A pré-estimulação com tirotropina humana recombinante (rhTSH) melhora o resultado a longo prazo da terapia com iodo radioativo para bócio multinodular não tóxico. J Clin Endocrinol Metab2012;97:2653-2660.

29- Berg GE, Nyström EH, Jacobsson L, Lindberg S, Lindstedt RG, Mattsson S, Niklasson CA, Norén AH, Westphal OG. Tratamento com iodo radioativo do hipertiroidismo numa mulher grávida.JNucl Med 1998;39:357-361.

3 0 -Hyer SL, Pratt B, Newbold K, Hamer CL. Resultado da gravidez após exposição ao radioiodo no útero. Endocr Pract 2011;17:l- 10.

31- Von Hofe SE, Dorfman SG, Carretta RF, Young RL. The increasing incidence of hypothyroidism within one year after radioiodine therapy for toxic diffuse goiter. J Nucl Med 1978;19:180-184.

32- Rivkees SA, Dinauer C. O tratamento ideal para a doença de Graves pediátrica é o radioiodo. J Clin Endocrinol Metab 2007;92:797-800

33- Tallstedt L, Lundell G, Blomgren H, Bring J. Does early administration of thyroxine reduce the development of Graves' ophthalmopathy after radioiodine treatment? Eur J Endocrinol 1994;130:494-497.

34- Manso PG, Furlanetto RP, Wolosker AM, Paiva ER, de Abreu MT, Maciel RM. Estudo prospetivo e controlado da oftalmopatia após terapia com radioiodo para hipertiroidismo de Graves. Thyroid 1998;1:49-52.

Capítulo 16

Queloide, complicação indesejável da cicatrização de feridas

Autor

S . Candan Engin, MD,

Dermatologista

Izmir,Turquia

Após a sutura da incisão no pescoço, inicia-se a cicatrização da ferida. Esta tem algumas fases:

1. Hemostasia e inflamação (1-4 dias)
2. Proliferação (2-22 dias). A síntese de colagénio é iniciada na fase de proliferação
3. -Maturação e remodelação

A cicatriz hipertrófica caracteriza-se por lesões fibrosas elevadas que não se expandem para além dos limites da lesão inicial, enquanto o queloide resulta de um crescimento excessivo de tecido fibroso denso que se estende para além dos limites da lesão inicial. As cicatrizes hipertróficas regridem frequentemente de forma espontânea. (1,2,3)

Não existe uma terapia padrão para o tratamento do queloide. As modalidades de tratamento do queloide são as seguintes:

Corticosteróides intralesionais:

A injeção intralesional de corticosteróides é utilizada principalmente. O acetonido de triancinolona é utilizado sobretudo para injeção intralesional. Os efeitos secundários indesejáveis podem ser atrofia, hipopigmentação, despigmentação, telangiectasia e necrose cutânea(4,5).

Terapia por pressão:

Este método é utilizado sobretudo para os quelóides do lóbulo da orelha. Estão disponíveis vários tipos de aparelhos para este tratamento. Pode desenvolver-se necrose por pressão. A terapia por pressão não é aconselhada para a incisão de tiroidectomia porque pode causar pressão na traqueia ou na estrutura vascular(6).

Radioterapia:

A radioterapia após a ressecção cirúrgica pode ter resultados bem sucedidos, mas não se deve esquecer que este tratamento pode implicar o risco de desenvolvimento de cancro (7)

Criocirurgia

Para este método, é utilizado azoto líquido. Os efeitos secundários indesejáveis podem ser hipopigmentação, formação de bolhas, atraso na cicatrização e infeção(8)

Medicação tópica externa:

Pode ser utilizado um tratamento tópico para cicatrizes hipertróficas e quelóides:

Corticosteróides tópicos, Allium cepa Gel, extrato aquoso de cebola heparina alantoína Gel, Rh- bFGF Gel spray liofilizado, Asiaticoside Pomada, fmiquimod Creme, Talsyn-Cf Creme, PurCellin óleo Óleo, Gel de dimeticona dimeticonol ciclopentasiloxano, Solução ascórbico-glicolítica, Creme de dimeticona, Gel de amina cíclica hidroxietilmetacrilato, Creme de extrato de cebola, Óleo de alfa-tocoferol. Os corticosteróides têm efeitos supressores no processo inflamatório, diminuindo a síntese de colagénio e de glicosaminoglicanos. O Allium cepa, ou extrato de cebola, apresenta propriedades anti-inflamatórias, bacteriostáticas e reguladoras da redução do colagénio; o creme de imiquimod 5% reduz as recidivas de quelóides após a cirurgia(9-14).

Película de gel de silicone:

O tratamento com folhas de gel de silicone pode mostrar melhorias na espessura da cicatriz. Pode ser sugerido como modalidade terapêutica(15,16)

Tratamento com laser:

Os resultados mais encorajadores foram obtidos com o laser de corante pulsado (PDL) de 585 nm. O PDL pode melhorar os quelóides induzindo a destruição capilar, gerando assim hipoxemia e alterando a produção local de colagénio(17)

Referências:

1. Berman B. Queloide e cicatriz hipertrófica.

https://emedicine.medscape.com/article/1057599-overview

1. TUAN, Tai-Lan; NICHTER, Larry S. The molecular basis ofkeloid and hypertrophic scar formation. Molecularmedicinetoday, 1998,4.1: 19-24.

3. PERDANASARI, Aurelia Trisliana, et al. Tratamento de cicatrizes hipertróficas e queloides por injeção intralesional: uma revisão sistemática sobre os resultados. Bums & trauma, 2015, 3.1: 14.

4. https://www.hakanbuzoglu.com/skar-ve-keloidin-tedavisi

5. GUPTA, Somesh, et al. Diretrizes padrão de cuidados: Quelóides e cicatrizes hipertróficas. Indian Journal ofDermatology, Venereology, and Leprology, 2011,77.1: 94.

6. SASIDHARAN, Aashish, et al. Dispositivo simples para determinar a pressão aplicada por clipes de pressão para o tratamento de quelóides do lóbulo da orelha. Indianjoumal of plastic surgery: publicação oficial da Associação de Cirurgiões Plásticos da Índia, 2015, 48.3: 293.

7. DUAN, Qiwen, et al. Braquiterapia pós-operatória e irradiação com feixe de electrões para quelóides: Uma análise retrospetiva de uma única instituição. Molecular and clinical oncology, 2015, 3.3: 550-554.

8. GUPTA, Somesh, et al. Diretrizes padrão de cuidados: Quelóides e cicatrizes hipertróficas. Indian Journal ofDermatology, Venereology, and Leprology, 2011,77.1: 94.

9. CHEN, Xi; PENG, Lihua; GAO, Jianqing. Novos sistemas de entrega de medicamentos tópicos e seu uso potencial no tratamento de cicatrizes. Asian Journal ofPharmaceutical Sciences, 2012, 7.3.

10.GAUGLITZ, Gerd G., et al. Cicatrização hipertrófica e quelóides: patomecanismos e estratégias de tratamento actuais e emergentes. Molecular medicine, 2011, 17.1-2: 113.

11.MARTIN-GARCIA, Rafael F.; BUSQUETS, Ana C. Uso Pós-Cirúrgico de Imiquimod 5% Creme na Prevenção de Recidivas de Queloide de Lóbulo de Orelha: Resultados de um estudo piloto aberto. Dermatologic surgery, 2005, 31.11: 1394-1398.

12.WOLFRAM, Dolores, et al. Cicatrizes hipertróficas e quelóides - uma revisão da sua fisiopatologia, factores de risco e gestão terapêutica. Dermatologic surgery, 2009, 35.2: 171-181.

13.RAN HUO, M. D., et al. Estudo comparativo que avalia a tolerabilidade e a eficácia de duas terapias tópicas para o tratamento de quelóides e cicatrizes hipertróficas. Journal ofDrugs in Dermatology, 2010, 9.5.

14.BERMAN, Brian; VILLA, Adriana. Imiquimod 5% creme para tratamento de queloide. Dermatologic surgery, 2003, 29.10: 1050-1051.

15.GAUGLITZ, Gerd G., et al. Cicatrização hipertrófica e quelóides: patomecanismos e estratégias de tratamento actuais e emergentes. Molecular medicine, 2011, 17.1-2: 113.

16.O'BRIEN, Lisa; JONES, Daniel J. Cobertura de gel de silicone para prevenção e tratamento de cicatrizes hipertróficas e queloides. The Cochrane Library, 2013.

17.Gauglitz GG. Gestão de queloides e cicatrizes hipertróficas: opções actuais e emergentes.Clinical, Cosmetic and Investigational Dermatology. 2013;6:103-114. doi:10.2147/CCID.S35252.

Capítulo 17

Radiologia nas complicações da cirurgia da tiroide

Autor:

Ebru Cicek,MD, Radiologista

Hospital Estatal Buca Seyfi Demirsoy, Departamento de Radiologia, Turquia

Os exames imagiológicos radiológicos são importantes para diferenciar o nódulo da tiroide de benigno ou maligno, uma vez que 5-10% dos nódulos são malignos

Exames ultra-sonográficos:

A ultrassonografia (US) e a US com doppler são os primeiros exames preferidos em muitos casos e são geralmente testes de diagnóstico. A glândula tiroide situa-se superficialmente no pescoço, pelo que a US de alta resolução tem a vantagem de proporcionar um conhecimento pormenorizado da glândula. As estruturas internas dos nódulos, as formas, as estruturas vasculares, a invasão das estruturas adjacentes, a linfadenopatia cervical e o tecido linfoide com metástases podem ser examinados com a US. Em algumas situações, a US pode ser insuficiente, pelo que pode ser necessária uma radiografia pulmonar direta, uma TC, uma RMf e uma PET-CT. Além disso, a biopsia por aspiração com agulha fina guiada por US (FNAB) pode ser utilizada como outro teste de diagnóstico. (1)

Radiografia pulmonar direta: 15-30% dos doentes com tireomegalia subesternal são assintomáticos. Nos casos de bócio subesternal, podem ser escolhidos exames de imagem pulmonar em PA, AP e lateral e antero-posterior. (2,3,4,5,6).

Esofagograma de bário

Se houver suspeita de perfuração esofágica, utiliza-se um meio de contraste hidrossolúvel em vez de BaSO4. Se o agente de contraste for visto fora do esófago, pode dizer-se que existe uma perfuração(7,8)

Tomografia Computarizada

Se a tiroide for grande e atingir o arco aórtico, empurrar a traqueia e as estruturas vasculares, necessitar de esternotomia para a remoção da glândula, a TC proporciona um conhecimento anatómico detalhado. Além disso, em doentes com massa mediastínica, a TC tem vantagens para o diagnóstico da massa, quer seja de origem timo ou linfovascular. Se a US for insuficiente e houver algumas dúvidas sobre a glândula, a TC pode ser útil. A TC pode ser preferida sem contraste devido ao facto de o agente de contraste conter liodo. No entanto, se não for utilizado meio de contraste, a pequena invasão extracapsular em neoplasias malignas não é bem visualizada e os gânglios linfáticos metastáticos não são bem diagnosticados devido à ausência de estruturas vasculares tingidas. As invasões tumorais através das estruturas mediastínicas, cardíacas e vasculares principais são diagnosticadas por TC. A disseminação linfática do tumor é visualizada por TC, o que pode orientar o cirurgião. Além disso, o diagnóstico diferencial pode ser efectuado entre a estrutura vascular ou o tecido linfático por angiografia por TC(9).

Imagiologia por ressonância magnética (MRI)

Se o doente for alérgico a agentes de contraste, a RM pode ser preferida. É um exame imagiológico importante para demonstrar a invasão mediastínica e cardiovascular. Para definir o conteúdo coloidal/hemorrágico dos nódulos, pode ser utilizada a RM convencional/difusão/dinâmica. A RM dinâmica com agente paramagnético IV pode ser utilizada em alternativa para a diferenciação entre nódulos malignos e benignos(lO).

Imagiologia PET-CT

Trata-se de um exame imagiológico híbrido entre a medicina nuclear e a radiologia. O fluor-18 fluorodeoxiglucose é utilizado para a imagiologia. A PET-CT pode ser utilizada em doentes com um exame negativo de iodo 131 e com níveis elevados de tiroglobulina. Além disso, a PET-CT pode fornecer conhecimentos valiosos sobre metástases locais ou à distância. (9,11).

Biópsia por aspiração com agulha fina guiada por US (FNAB)

Pode ser utilizado para o diagnóstico diferencial dos nódulos malignos suspeitos da tiroide

Referências:

1. Ozbek S. Boyun bolgesinde Ultrasonografi. Akan H. Bas ve boyun Radyolojisi 1. Baski Ankara: MEDKAL&NOBEL, 2008 463-515.

2. Secil M. Temel Ultrasonografi ve Doppler. 1. Baski, Izmir; Bomova, 2008:53-105.

3. Dahnert W. Orelha, nariz e garganta, In: Radiology Reiew ition Manual. Segunda edição. Baltimore, Maryland, EUA. Williams&Wilkins; 1993:225-257.

4. Maruotti RA, Zannini P, Viani MP, Voci C, Pezzuoli G. Surgical treatment of substemal goiter. Int Surg 1991;76:12-7.

5. Erbil Y, Bozbora A, Barbaras U, Özarmagan S, Azezli A, Molvalilar S. Surgical management of substemal goiters: Clinical experience ofl70 cases. Surg Today 2004;34:732-

6. Hedeyati N, McHenry CR. The Clinical presentation and operative management of nodular and diffuse substemal thyoid disease. Am Surg 2002;68:245-51.

7. Workman, Ronald B. "Imagiologia do Esófago Lesionado". *Texas Heart Institute Journal* 39.2 (2012): 306-307. Imprimir

8. MEYERS, Morton A.; GHAHREMANI, Gary G. (ed.). *Iatrogenic gastrointestinal complications*. Springer Science & Business Media, 2O12.p:92

9. Erdogan Nezahat.Tiroid Bez Malign Neoplazilerinde Radyolojik Yakla^im. Klinik Geli^im 2010; 23(2): 52-56.

10. Tezelman S, Giles Y, Tunca F et. Al. Valor diagnóstico da ressonância magnética com contraste dinâmico na deteção pré-operatória do carcinoma da tiroide. Arch Surg. 2007 Nov;142(ll):1036-41.

11. Shammas A, Degirmenci B, Mountz JM, et al. 18F-FDG PET-CT em doentes com suspeita de cancro da tiroide recorrente ou metastático bem diferenciado. J Nuc Med 2007 Feb;48(2): 221-6.

Capítulo 18

ENT: PARALISIA DAS PREGAS VOCAIS APÓS TIROIDECTOMIA

Autores:

'Gokee A. Yildirim,[2] Mustafa Sahin

[1]Médico, Cirurgião ORL, Bozyaka Research and Training Hospital, Departamento de ORL, Izmir, Turquia

Médico, Cirurgião Otorrinolaringologista, Professor Assistente, Faculdade de Medicina da Universidade Adnan Menderes, Departamento de Otorrinolaringologia, Aydin, Turquia

ETIOLOGIA e MÉTODOS DE EXAME FÍSICO

A etiologia da imobilidade das pregas vocais devido à paralisia do nervo laríngeo inferior compromete um amplo espetro de doenças. As causas mais comuns de paralisia do nervo laríngeo inferior são: idiopática, iatrogénica (tiroidectomia, cirurgias cervicais de abordagem anterior, cirurgias cardiotorácicas, etc.), traumatismo e neoplasias malignas (invasão do tumor no nervo). A paralisia bilateral do nervo laríngeo inferior é uma complicação possível conhecida após a cirurgia da tiroide. Apesar das técnicas cirúrgicas modernas, a paralisia das pregas vocais ainda pode ser registada após a tiroidectomia.[1,2] A incidência de paralisia das pregas vocais devido a lesão do nervo laríngeo inferior após tiroidectomia tem sido relatada entre 1% e 2%. Os principais factores que aumentam este risco são a evolução maligna da doença, a cirurgia prévia da tiroide e um cirurgião menos experiente. '[24]

A paralisia das pregas vocais pode ser temporária ou permanente, bem como unilateral ou bilateral após a tiroidectomia. A paralisia permanente é considerada se não houver melhora da imobilidade das pregas vocais durante o período de seis meses após a cirurgia em geral.[2] As queixas dos doentes podem variar quanto ao carácter unilateral/bilateral da paralisia e às caraterísticas da sincinesia que se desenvolve após a paralisia. '[24] Na paralisia unilateral, como uma das pregas vocais não aduz adequadamente (insuficiência glótica) (Figura 1) durante a fonação, os pacientes queixam-se de voz rouca, fraca e soprosa. Além disso, um possível défice sensorial e um reflexo laríngeo adutor glótico inadequado, devido à paralisia das pregas vocais, não podem proporcionar uma proteção completa das vias aéreas e podem resultar em aspiração e tosse fraca. A rouquidão e a aspiração são os dois principais sinais que podem ser determinados na paralisia unilateral das pregas vocais.[4] Em alguns doentes, a prega vocal afetada encontra-se na posição mediana e pode não necessitar de qualquer intervenção adicional. Nos primeiros períodos de paralisia, pode ser observada uma rouquidão ligeira; no entanto, em poucos meses, devido à compensação da prega vocal contralateral, os sintomas podem regredir sem necessidade de tratamento. Apenas durante o exercício forçado pode ser observada dispneia.[5] O período de compensação pode ser acelerado com tratamento vocal ou tiroplastia de medialização por injeção nesta fase. O principal objetivo do tratamento é a medialização da prega vocal paralítica e o encerramento da abertura glótica anormalmente ampla.[5,6] Na paralisia unilateral da prega vocal, a primeira opção de tratamento deve ser a terapia da voz.[5] Nos doentes que não respondem à terapia da voz ou nos doentes com uma abertura glótica grande, a medialização por injeção deve ser realizada em períodos precoces. Por essa razão, o reconhecimento precoce e o tratamento imediato são necessários na paralisia unilateral das pregas vocais.[5,6] Nos pacientes que não apresentam remissão espontânea dos sintomas ou que não respondem à terapia vocal, para medializar a prega vocal paralítica e lateralizada que não se move para a linha média, podem ser aplicados tratamentos cirúrgicos como laringoplastia injetável, medialização com implantes de silicone, adução da aritenoide, subluxação cricotireóidea e técnicas de reinervação. ' '[2,69]

Por outro lado, na paralisia bilateral do nervo laríngeo inferior, o principal problema é a dificuldade respiratória que se desenvolve devido à imobilidade das pregas vocais bilaterais.[10] Durante a fonação, uma vez que as posições das pregas vocais estão geralmente próximas da linha média, a qualidade da voz dos doentes é relativamente melhor do que na paralisia unilateral das pregas vocais. A voz do doente é monótona, monocórdia, com pausas frequentes e fraca. A aspiração e a tosse fraca também podem ser observadas devido ao encerramento inadequado da glote durante a deglutição e ao défice sensorial. A gravidade do estridor domina geralmente o quadro clínico.[11] Se se desenvolver dispneia aguda, pode ser necessário efetuar uma traqueotomia para contornar a obstrução das vias aéreas a nível glótico. A gravidade da dispneia torna-se evidente durante uma infeção do trato respiratório superior ou durante actividades físicas de esforço.[12] Foram definidos muitos métodos cirúrgicos diferentes para alargar a obstrução da via aérea (cordopexia, cordotomia, laterofixação por sutura, aritenoidopexia, aritenoidectomia medial/total, laringoplastia de lateralização, injeção de botox nos músculos adutores intralaríngeos) no tratamento da paralisia bilateral das pregas vocais. '[1115] ' Durante o planeamento do tratamento, deve ter-se em conta que qualquer procedimento cirúrgico que reduza a dispneia através da abertura do trato respiratório ao nível da rima glótica irá diminuir proporcionalmente a qualidade da voz e os doentes devem ser informados sobre este facto antes da cirurgia.[2,11]

No pós-operatório, se o paciente apresentar os sintomas citados acima, deve-se suspeitar de paralisia de pregas vocais.[16] é obrigatório avaliar a anatomia das pregas vocais e da laringe através do exame laringoscópico para o diagnóstico adequado. A laringoscopia rígida ou flexível é um procedimento comum na prática clínica diária da otorrinolaringologia, avaliando a anatomia funcional da laringe.[17] Enquanto o paciente está acordado, a laringe é visualizada por endoscópios avançados até ao nível superior da laringe pela boca ou pelo nariz. Este método quase não invasivo e sem qualquer radiação é a forma mais valiosa de investigar a anatomia e as funções das pregas vocais.[4,17] Com a endoscopia transnasal flexível, as estruturas e a função da laringe podem ser avaliadas enquanto o doente está a fonar ou a cantar, porque as estruturas da laringe estão numa posição natural durante a fala e o canto.[18]

O método de videolaringoestroboscopia é semelhante à avaliação endoscópica da laringe. De forma diferente, a luz da endoscopia ilumina a laringe de acordo com a frequência fundamental da voz do paciente. Assim, o movimento e a estrutura das cordas vocais são avaliados em pormenor como na imagem de vídeo em câmara lenta.[19,20]

Adicionalmente, no método da eletromiografia laríngea, através da análise dos potenciais das unidades motoras por imersão dos eléctrodos de agulha nos músculos que proporcionam a abdução e/ou adução das pregas vocais, podem ser obtidos dados sobre o prognóstico da paralisia.[21]

No procedimento de laringoscopia direta, a laringe do doente é avaliada através de microscópio e/ou endoscópio sob anestesia geral. Pode ser efectuado o exame da articulação cricoaritenóidea, que pode ser a causa da imobilidade das pregas vocais. Se necessário, podem ser efectuadas biópsias e intervenções cirúrgicas no trato vocal/respiratório, causadas pela paralisia.[2,10]

Outro aspeto negativo de considerar a paralisia das pregas vocais após a tiroidectomia é o custo acrescido dos cuidados de saúde. Gardner et al. referiram que os doentes com paralisia unilateral ou bilateral das pregas vocais causam significativamente mais morbilidade e encargos com os cuidados de saúde do que os doentes que não apresentam paralisia das pregas vocais após tiroidectomia.[22]

PARALISIA UNILATERAL DAS PREGAS VOCAIS

Os sintomas não serão facilmente percebidos na paralisia unilateral de prega vocal após tireoidectomia devido à posição paramediana da prega vocal afetada em um paciente que ainda não saiu da intubação no período inicial após a cirurgia. No entanto, nos dias seguintes, a posição mais lateral da prega vocal pode causar sintomas como rouquidão, aspiração e dificuldade respiratória aos esforços, de modo que o diagnóstico pode ser retardado.[2,5] Quando se planeia um tratamento para esta patologia, deve-se evitar intervenções que impeçam a recuperação da prega vocal, de modo a garantir uma qualidade/intensidade de voz adequada e a prevenir a aspiração. Avaliar e documentar os movimentos das pregas vocais através da realização de um exame laringoscópico flexível ou rígido no período pós-operatório precoce é a melhor abordagem. [2,16,17,19]

Não existe uma cura absoluta para a paralisia do nervo laríngeo inferior, mas existem vários métodos cirúrgicos que visam melhorar a voz e/ou o agravamento do trato respiratório devido à paralisia.[2,7] Os dois principais critérios que determinam estas intervenções cirúrgicas são os sintomas do paciente e o tempo.[2,5] As principais opções de tratamento aplicadas na paralisia unilateral das pregas vocais podem ser classificadas da seguinte forma [59] :

i) Terapia vocal

ii) Técnicas cirúrgicas para medialização da prega vocal paralítica

a) Medialização/aumento da prega vocal com injeção (Laringoplastia de medialização por injeção)

b) Tiroplastia de medialização da prega vocal com implante (tiroplastia de tipo 1)

c) Adução da aritenoide (±Medialização da tiroplastia com implante)

d) Subluxação cricotiroideia

iii) Reinervação laríngea

Terapia vocal

A terapia da voz é a alteração da voz através de técnicas comportamentais que afectam os processos de aprendizagem muscular. Esta deve ser efectuada por especialistas na área e deve ser iniciada o mais cedo possível na paralisia.[5] O programa de treino da voz previne o desenvolvimento de compensações musculares inadequadas (fonação supraglótica) e pode permitir que o tratamento cirúrgico seja mais eficaz.[2] Na reabilitação de alguns casos, podem ser alcançados resultados muito bons com esta abordagem. Portanto, a terapia vocal deve ser implementada em pacientes com paralisia unilateral de prega focal o mais cedo possível. Se a insuficiência glótica continuar presente apesar da terapia vocal, é necessária uma intervenção cirúrgica.[2]

Métodos de Medialização Cirúrgica

Trata-se de intervenções para medializar ou empurrar para a linha média a prega vocal paralítica que se encontra afastada da linha média, causando perturbações da voz e aspiração. Trata-se de intervenções realizadas através de injecções de várias substâncias (laringoplastia de medialização por injeção) ou colocação de massa (cirurgia do quadro laríngeo) na zona paraglótica lateral à prega vocal e reinervação laríngea. [2,69]

Injeção Medialização Laringoplastia

É realizada com a injeção de várias substâncias lateralmente à prega vocal paralisada (Figura 2). A substância é injectada por via endolaríngea ou diretamente por via percutânea. Portanto, o procedimento pode ser realizado em consultório ou sob anestesia geral. Os materiais de injeção que têm sido referidos neste procedimento são: tecido adiposo autólogo, gelfoam, colagénio, derme acelular, ácido hialurónico, hidroxiapatite de cálcio e polidimetilsiloxano. [6,7,2325] Devido às actuais vantagens e desvantagens de cada material, como a taxa de absorção ou a capacidade de reação inflamatória, ainda não existe um material de preenchimento ideal. Todos estes materiais de injeção nas pregas vocais têm um efeito temporário (duração média de 2-3 meses a dois anos, no máximo). [6,23,24]

Tiroplastia de medialização com implante

Essas cirurgias são avaliadas na categoria de cirurgia do arcabouço laríngeo porque exigem intervenções nas cartilagens tireoide e/ou cricoide que formam o arcabouço laríngeo e, às vezes, na articulação cricoaritenóide.[26] A tireoplastia tipo I (Figura 3) popularizada por Isshiki foi a intervenção cirúrgica mais realizada durante muitos anos, mas essa popularidade diminuiu com o aumento do uso de materiais de injeção. Este procedimento pode ser efectuado sob anestesia local ou geral, utilizando silastic ou *GORE-TEX* " [2,23]

Através da janela cartilaginosa aberta ao nível da prega vocal no lado lateral da cartilagem tiroide, a prega vocal imóvel é empurrada medialmente enquanto controla a qualidade da voz do paciente.[27] O implante preparado com silastic ou *GORE-TEX*® proporcionará a medialização da corda vocal nesta janela.[27]

Na paralisia unilateral observa-se por vezes que a cartilagem aritenoide permanece em posição de abdução e em diferentes posições no plano vertical. Nestes casos, o espaço glótico posterior é grande e existe uma diferença de altura vertical entre as pregas vocais, provocando uma voz fraca e grave. Neste caso, a injeção ou medialização com tiroplastia de tipo I é insuficiente para fechar este grande espaço glótico posterior e para alterar a posição vertical da aritenoide. Nesse momento, algumas intervenções para mudar a posição das aritenóides (cirurgia de adução das aritenóides) podem ser necessárias juntamente com a tireoplastia de medialização (Figura 4). Isso garantirá que o processo vocal seja girado na linha média e na direção inferior. Tal tentativa não deve ser realizada em pacientes com possibilidade de retorno da paralisia, pois deixaria a cartilagem aritenoide permanentemente imobilizada.[29]

Reinervação laríngea

Embora a reinervação de uma prega vocal paralisada através da reparação do nervo ou com um dos nervos motores vizinhos pareça ser a abordagem lógica que primeiro vem à mente, os resultados de várias formas de intervenções com esse objetivo ainda não foram bem-sucedidos.[2,30] Para o efeito, foram utilizadas anastomoses término-terminal, enxertos de cabos, anastomoses do nervo hipoglosso-recorrente e retalhos neuromusculares.[15,30] A obtenção de uma reinervação precoce sem impedir a inervação do nervo recorrente e o fornecimento de uma massa muscular são as vantagens mais importantes do método. Este método pode ter bons resultados, levando a uma recuperação do tónus muscular das pregas vocais.[31]

Em resumo, se a paralisia unilateral do nervo recorrente for detectada no período pós-operatório precoce, se não houver aspiração, o tratamento pode ser iniciado com terapia vocal. Injeções nas pregas vocais podem ser consideradas em pacientes com aspiração e rouquidão acentuada. No entanto, é pouco provável que esta prega vocal paralisada recupere o seu funcionamento normal, podendo ser necessário um procedimento de medialização. Alternativamente, a inervação com um retalho neuromuscular pode ser considerada nessa condição.

PARALISIA BILATERAL DAS PREGAS VOCAIS

Uma das complicações mais devastadoras após a tiroidectomia é a paralisia bilateral das cordas vocais, que provoca o comprometimento das vias respiratórias ao nível da glote, o que pode ser fatal. A lesão de ambos os nervos laríngeos recorrentes durante a tiroidectomia conduz frequentemente a uma obstrução do trato respiratório superior, que é acompanhada frequentemente de estridor respiratório.[2] A paralisia bilateral das pregas vocais após a tiroidectomia foi descrita em apenas 0,58%.[n] A qualidade da voz dos doentes com paralisia bilateral das pregas vocais é melhor do que a dos doentes com paralisia unilateral.[17] Uma vez que a permeabilidade adequada das vias aéreas deve ser assegurada com urgência nestes doentes, o exame laringoscópico flexível deve ser efectuado na sala de cirurgia, na sala de cuidados pós-operatórios ou nas suas camas o mais rapidamente possível.[4] O corticosteroide sistémico pode ser considerado nos casos em que se sabe que ambos os nervos laríngeos recorrentes estão intactos.[11] Nos doentes que não beneficiam deste tratamento médico e que continuam a ter dificuldades respiratórias, uma das pregas vocais é lateralizada com um fio de sutura com a ajuda de agulhas inseridas a partir do pescoço sob laringoscopia direta (lateralização por sutura, Figura 5).[32] Este método pode ser considerado reversível e a sutura pode ser cortada se os movimentos das pregas vocais se remobilizarem durante o acompanhamento. Assim, o paciente pode ser acompanhado sem traqueotomia.[11,33] Pode ser possível prever o prognóstico através da eletromiografia da laringe.[21] Dependendo da posição das pregas vocais, a paralisia bilateral pode não ser notada precocemente em alguns doentes. Estes doentes queixam-se mais tarde de insuficiência respiratória com esforço. Também é importante notar que a aspiração pode ocorrer em pacientes com paralisia bilateral das pregas vocais.[2,11]

No acompanhamento de pacientes com paralisia bilateral das pregas vocais, se não houver melhora nos movimentos das pregas vocais, são realizados procedimentos cirúrgicos permanentes. Os métodos mais comumente preferidos são a aritenoidectomia medial ou total, cordotomia transversa posterior, cordotomia transversa parcial combinada com lateralização por sutura, laterofixação e divisão endoscópica da cricoide posterior com enxerto de cartilagem costal. [2,1114,33] A aritenoidectomia endoscópica e a cordotomia transversa têm sido implementadas com sucesso em muitos pacientes como uma intervenção popular desde o momento em que foram descritas pela primeira vez. Nessas cirurgias, à medida que a via aérea melhora, haverá uma diminuição da qualidade da voz e um aumento do risco de aspiração.[2,34] Além disso, essas intervenções não devem ser realizadas em pacientes que provavelmente retornarão às funções nervosas, uma vez que elas perturbam principalmente a anatomia normal da laringe.[34]

Num doente com paralisia bilateral do nervo recorrente, a reinervação das pregas vocais é, teoricamente, o tratamento ideal. As intervenções de reinervação, que suscitaram grande interesse nos anos em que foram lançadas, perderam atualmente a sua popularidade. A razão para isso é a sincinesia negativa desenvolvida entre as fibras nervosas abdutoras e adutoras.[3,31]

Foi relatado que o tratamento com nimodipina, iniciado para a paralisia unilateral/bilateral das pregas vocais no prazo de trinta dias após a lesão, pode proporcionar alguma melhoria no movimento das pregas vocais.[35]

PARALISIA DO NERVO LARÍNGEO SUPERIOR

O nervo laríngeo superior tem dois ramos: o ramo interno que atravessa a membrana da tiroide e entra na laringe e o ramo externo que se estende do exterior até à crista cricotiroideia.[1] O risco de lesão do ramo interno, que actua como um nervo aferente sensorial da mucosa da zona supraglótica que entra na laringe através da membrana tireóidea, durante a cirurgia da glândula tiroide é muito baixo. O ramo externo que leva as fibras motoras ao músculo cricotiroideu está intimamente relacionado com os vasos superiores ao nível do pólo superior da glândula tiroide.[1,2] Por esta razão, existe um risco de lesão durante a dissecção do pólo superior.[34] A lesão do nervo laríngeo superior associada à cirurgia da glândula tiroide tem sido relatada na literatura, variando de 0% a 28%. As lesões do nervo laríngeo superior permaneceram na sombra das lesões do nervo recorrente por muitos anos.[36] A proeminência deste nervo, que foi lesado numa operação de tiroidectomia de uma famosa artista de ópera, Amelita Galli Gurci, foi mais tarde compreendida. Por este motivo, as lesões unilaterais deste nervo, também designado por nervo Galli Gurci, provocam uma diminuição da força e da qualidade da voz. As lesões bilaterais provocam uma diminuição da amplitude, do volume e do timbre do som, levando a uma fadiga da voz.

Na maioria dos doentes, os sintomas são ligeiros e a maior parte dos doentes não tem conhecimento da doença. Os problemas surgem nos profissionais do som. À medida que a atividade dos músculos cricotiroideos se afasta, torna-se difícil produzir sons vocais agudos.[2,36]

As pregas vocais que são observadas simetricamente no exame endoscópico durante a respiração normal serão observadas mais curtas no lado do nervo lesado em comparação com a prega vocal do lado normal durante a fonação do doente. Durante a emissão de sons agudos, a área glótica tornar-se-á oblíqua devido à rotação da glote posterior em direção ao lado lesado do nervo. [19,37]

Na paralisia bilateral da laringe superior, as pregas vocais permanecem simétricas ou ligeiramente dobradas, formando uma abertura na linha média em posição de repouso. Observa-se que o doente não consegue produzir uma voz aguda, porque as pregas vocais não têm tensão suficiente. A eletromiografia do músculo cricotiroideu será útil para o diagnóstico.[21] Após o diagnóstico definitivo, o método de tratamento é a terapia da voz.

TRAQUEOTOMIA

A traqueotomia é definida como a abertura de uma janela temporária na parede anterior da traqueia para contornar a estenose na área das vias aéreas superiores. A traqueotomia pode ser realizada em doentes após tiroidectomia para obstrução aguda das vias aéreas devido a hemorragia na área cirúrgica ou paralisia bilateral das pregas vocais. As duas técnicas mais comuns são a traqueotomia percutânea dilatacional e a traqueotomia cirúrgica aberta.[39] A traqueostomia percutânea foi relatada com uma taxa mais alta de decanulação/obstrução do que a traqueostomia aberta cirúrgica.[40]

De facto, não existe qualquer contraindicação definitiva para a traqueotomia, para além da ausência de consentimento informado.[41] Se possível, a traqueotomia cirúrgica aberta deve ser efectuada no bloco operatório com uma posição adequada, luz e instrumentos apropriados. No entanto, o tempo gasto a tentar organizar todas estas condições óptimas numa situação de emergência pode levar à morte.[41,42] O doente é colocado em posição supina com a cabeça em extensão, colocando uma toalha enrolada sob os ombros do doente. Esta posição leva a laringe e a traqueia a um ponto mais superficial para o cirurgião. Uma extensão excessiva pode causar um maior estreitamento do trato respiratório. O desvio da cabeça e do pescoço da linha média pode causar a rotação da laringe e dos vasos principais.[42,43]

Após infiltração com 5-6 cc de lidocaína a 1,5% com solução de epinefrina, é efectuada uma incisão horizontal ou vertical na pele. A incisão vertical é efectuada a partir do bordo inferior da cartilagem cricoide até à incisura supraesternal. A incisão horizontal é efectuada a meio da distância entre o bordo inferior da cartilagem cricoide e a incisura supraesternal, entre os dois músculos esternocleidomastóideos. A incisão vertical é geralmente preferida em situações de emergência. No entanto, uma vez que o doente foi submetido a uma operação de tiroidectomia, pode ser utilizada a mesma incisão. A incisão passa por baixo da pele e aprofunda-se até aos músculos estreptocócicos. Após este passo, as camadas são passadas de forma romba com uma pinça hemostática. Os anéis traqueais devem ser claramente demonstrados. O nível anatómico preferido da janela traqueal é entre o primeiro e o segundo, ou o segundo e o terceiro anéis traqueais. A lesão da membrana cricotiroideia pode causar estenose das vias aéreas, que é muito difícil de tratar. Nesta fase, pode ser removido um pequeno pedaço de traqueia para criar uma janela. Alguns cirurgiões preferem não retirar a cartilagem devido à preocupação com a traqueomalácia pós-cirúrgica. Neste caso, a traqueia é incisada transversalmente e aberta com um dilatador e, enquanto o dilatador ainda está no local, a cânula de traqueotomia é inserida na traqueia através da abertura. Outra técnica de entrada na traqueia consiste em preparar um retalho traqueal em forma de "U" ou de "U invertido". Pode ser passada uma sutura de seda através do bordo livre do retalho e, em seguida, esta sutura pode ser fixada à pele. Esta sutura serve de guia em caso de decanulação acidental. Quando a cânula de traqueotomia é introduzida na traqueia, o cuff é insuflado. Antes da colocação da cânula, o cuff deve ser absolutamente controlado. Um cuff de baixa pressão, de grande volume e de paredes finas é útil para evitar a necrose traqueal. Por último, as ligações da cânula de traqueotomia são fixas e atadas depois de o pescoço ser mantido em flexão. Se forem atadas enquanto o pescoço estiver em extensão, as ligações soltam-se e a cânula pode sair do lugar. A incisão na pele não deve ser suturada com força, pois pode causar enfisema subcutâneo.[39,4144]

Nas crianças, a traqueotomia tem algumas caraterísticas diferentes. Antes da traqueotomia, deve ser colocado um broncoscópio ou um tubo de intubação. Isto fixa a traqueia muito frouxa da criança. A técnica cirúrgica é semelhante à dos adultos, mas em vez de abrir uma janela na parede anterior da traqueia, após a incisão vertical de 2 -3ndrd anéis traqueais, são passadas suturas de nylon 3/0 de ambos os lados da incisão e a traqueia é aberta lateralmente. A luxação da cânula é mais frequente em bebés e crianças, porque o pescoço é mais curto e rechonchudo. Para evitar esta situação, a cânula pode ser suturada à pele até à primeira substituição da cânula.[45,46]

As complicações da traqueostomia podem ser avaliadas em dois períodos de tempo: precoces e tardias. As principais complicações precoces são: hemorragia, infeção, aspiração, paragem cardíaca, perda da via aérea, morte, lesão estrutural da traqueia, como laceração e rutura do anel, lesão do esófago, enfisema subcutâneo, deslocação/decanulação/obstrução da cânula de traqueotomia, disfagia, pneumotórax e pneumomediastino. As complicações tardias após a traqueotomia são: infeção, aspiração, fístula da artéria traqueo-inominada, estenose traqueal, traqueomalácia, fístula traqueoesofágica, formação de tecido de granulação, obstrução da cânula de traqueotomia e decanulação acidental.[39,43,47, ,48]

O acompanhamento e a assistência pós-operatória meticulosa são cruciais nos doentes após traqueotomia. Muitos pacientes, especialmente a população pediátrica, expiram devido a cuidados pós-operatórios insuficientes. As secreções traqueobrônquicas aumentam especialmente nas primeiras 24 horas devido à irritação traqueal. Por conseguinte, devem ser efectuadas aspirações traqueais regulares após a realização da traqueotomia, com maior frequência durante as primeiras 24 horas.[39,48]. A aspiração deve ser efectuada com cateteres macios esterilizados, o aspirador deve estar fechado quando é empurrado através da traqueia, a aspiração deve ser feita quando é retirado e deve ser retirado rodando o cateter. Se a aspiração for efectuada enquanto o cateter estiver inserido, pode ocorrer lesão da mucosa traqueal. Sem uma aspiração regular, a secreção acumulada na árvore traqueobrônquica torna-se escura e pegajosa e obstrui o trato respiratório. Após a realização da traqueotomia, a humidade e a temperatura do ar inalado também devem ser ajustadas. [43,47,48]

REFERÊNCIAS

1. Myssiorek D. Paralisia do nervo laríngeo recorrente: anatomia e etiologia. Otolaryngol ClinNorthAm. 2004;37(l):25-44.

2. Hartl DM, Brasnu D. Paralisia do nervo laríngeo recorrente: conhecimento atual e tratamento. Ann Otolaryngol Chir Cervicofac. 2000;117:60-84.

3. Crumley RL. Mechanisms of synkinesis. Laryngoscope. 1979;89(ll):1847-54.

4. Estes C, Sadoughi B, Mauer E, Christos P, Sulica L. Sinais laringoscópicos e estroboscópicos no diagnóstico de paresia de prega vocal. Laryngoscope. 2017;127(9):2100-5.

5. Miller S. Voice therapy for vocal fold paralysis. *Otolaryngol Clin North Am.* 2004. 37(l):105-19.

6. Sulica L, Rosen CA, Postma GN, Simpson B, Amin M, Courey M, et al. Prática atual de aumento das pregas vocais por injeção: indicações, princípios de tratamento, técnicas e complicações. *Laryngoscope.* 2010

Feb. 120(2):319-25.

7. Snyder SK, Angelos P, Carty SE, Doherty GM, Howe JR, Lee JA, Libutti SK, Miller BS, Parangi S, Patel KN, Sippel RC, Sturgeon C, Wang TS, Yip L, Zeiger MA. Injeção de agentes de bulking para laringoplastia. Cirurgia. 2017Nov 9. pii: S0039-6060(17)30630-X. doi: 10.1016/j.surg.2017.08.019.

8. Isshiki N, Tanabe M, Sawada M. Adução da aritenoide para paralisia unilateral das cordas vocais. Arch Otolaryngol 1978;104:555-8.

9. Zeiteis SM, Hillman RE, Desloge RB, Bunting GA. Subluxação cricotireóidea: uma nova inovação para melhorar a voz com fonocirurgia laringoplástica. Ann Otol Rhinol Laryngol, 1999 ;108(12):1126-31.

10.Richardson BE, Bastian RW. Avaliação clínica da paralisia das pregas vocais. Otolaryngol Clin North Am, 2004;37(l):45-58.

11.Li Y, Garrett G, Zealear D. Opções de tratamento actuais para a paralisia bilateral das pregas vocais: A State-of-the-ArtReview. *ClinExp Otorhinolaryngol.* 2017;10:203-12.

12.Daniel SJ, Cardona I. Injeção de toxina onabotulínica A na cricotiroide para evitar a traqueostomia na paralisia bilateral das pregas vocais. *JAMA Otolaryngol Head Neck Surg.* 2014;140:867-9.

13.Korkmaz MH, Bayir Ô, Tatar EÇ, Saylam G, Ôcal B, Keseroglu K, Ozdek A. Glottic airway gain after 'suture arytenoid laterofixation' in bilateral vocal cord paralysis.Ata Otolaryngol, 2015 Sep;135(9):931-6.

14.Young VN, Rosen CA. Cirurgia da aritenoide e da prega vocal posterior para imobilidade bilateral da prega vocal. Curr Opin Otolaryngol Head Neck Surg. 2011 Dec;19(6):422-7.

15.Paniello RC. Reinervação laríngea com o nervo hipoglosso: II. Avaliação clínica e experiência inicial do paciente. Laryngoscope 2000;110:739-47.

16.Harris G, O'Meara C, Pemberton C, Rough J, Darveniza P, Tisch S, Cole I. Paresia das pregas vocais - uma condição debilitante e subdiagnosticada. J Laryngol

Otol. 2017;131:48-52.

17.Yumoto E. Aerodinâmica, qualidade da voz e análise da imagem laríngea de vozes normais e patológicas. Curr Opin Otolaryngol Head Neck Surg, 2004 Jun;12(3):166-73.

18.Williams RT, Farquharson IM, Anthony J. Fiberoptic laryngoscopy in the assessment oflaryngeal disorder. J Laryngol Otol 1975;89:299-306.

19.Harries ML, Morrison M. The role of stroboscopy in the management of a patient with unilateral vocal fold paralysis (O papel da estroboscopia no tratamento de um paciente com paralisia unilateral das pregas vocais). J Laryngol Otol 1996;110(2):141-3.

20.Roy N, Barkmeier. Kraemer J. Avaliação clínica da voz baseada em evidências: uma revisão sistemática. Am J Speech Lang Pathol 2013; 22:212-226.

21.Munin MC, Rosen CA, Zullo T. Utility oflaryngeal electromyography in predicting recovery after vocal fold paralysis (Utilidade da eletromiografia da laringe na previsão da recuperação após paralisia das pregas vocais). *Arch Phys MedRehabil.* 2003; 84(8):1150-3.

22.Gardner GM, Smith MM, Yaremchuk KL, Peterson EL. The cost of vocal fold paralysis after thyroidectomy (O custo da paralisia das pregas vocais após tireoidectomia). Laryngoscope. 2013;123(6):1455-63.

23.Rosen CA, Mallur PS. Injeção de pregas vocais: Revisão das Indicações, Técnicas e Materiais para Aumento. Clin Exp Otorhinolaryngol. 2010; 3(4): 177-182.

24.Mattioli F, Bettini M, Botti C, et al. Laringoplastia com injeção de polidimetilsiloxano para paralisia unilateral das pregas vocais: Resultados a longo prazo. *J Voice.* 2017 Jan 26.

25.Carroll TL, Rosen CA. Resultados a longo prazo da hidroxilapatita de cálcio para aumento da prega vocal. *Laryngoscope.* 2011;121:313-9

26.Hess MM, Fleischer S. Cirurgia do quadro laríngeo: estratégias actuais. Curr Opin Otolaryngol Head Neck Surg. 2016;24(6):505-9.

27.Kosztyla-Hojna B, Berger G, Zdrojkowski M. Métodos fonocirúrgicos de tratamento na paralisia unilateral das pregas vocais. Pol Merkur Lekarski, 2017 ;21;42:173-7.

28.Zeitels SM, Mauri M, Dailey SH. Laringoplastia de medialização com Gore-Tex para restauração da voz secundária à incompetência glótica: indicações e observações. Ann Otol Rhinol Laryngol, 2003;112:180-4.

29.Mortensen M, Carroll L, Woo P. Adução da aritenoide com laringoplastia de medialização versus injeção ou laringoplastia de medialização: o papel da aritenoidopexia. Laryngoscope. 2009 ;119(4):827-31.

30.Marina MB, Marie JP, Birchall MA. Laryngeal reinnervation for bilateral vocal fold paralysis. *Curr Opin Otolaryngol HeadNeckSurg.* 2011;19 (6):434-8.

31.Paniello RC. Laryngeal reinnervation. Otolaryngol Clin North Am, 2004;37(l):161- 81.

32.Su WF, Liu SC, Tang WS, Yang MC, Lin YY, Huang TT. Lateralização da sutura em pacientes com paralisia bilateral das pregas vocais. *J Voice.* 2014 Sep. 28 (5):644-51.

33.Dahl JP, Purcell PL, Parikh SR, Inglis AF Jr. Divisão endoscópica da cricoide posterior com enxerto de cartilagem costal: Uma experiência de quinze anos. Laryngoscope. 2017;127(l):252-257.

34.Dispenza F, Dispenza C, Marchese D, Kulamarva G, Saraniti C. Tratamento da paralisia bilateral das cordas vocais após lesão permanente do nervo laríngeo recorrente. Am J Otolaryngol, 2012 ;33:285-8.

35.Sridharan SS, Rosen CA, Smith LJ, Young VN, Mnnin MC. Timing of nimodipine therapy for the treatment of vocal fold paralysis. Laryngoscope. 2015 Jan;125(l):186- 90.

36.Alnffi P, Policarpo M, Cherovac C, Olina M, Dosdegani R, Pia F. Lesão do nervo laríngeo superior pós-tiroidectomia. Eur Arch Otorhinolaryngol, 2001;258:451-4.

37.Crookes PF, Recabaren JA. Lesão do ramo laríngeo superior do vago durante a tiroidectomia: lição ou mito? Ann Surg 2001;233:588-93.

38.Orestes MI, Chhetri DK. Lesão do nervo laríngeo superior: efeitos, achados clínicos, prognóstico e opções de manejo. Curr Opin Otolaryngol Head Neck Surg. 2014 Dec; 22(6): 439-443.

39.Cheung NH, Napolitano LM. Tracheostomy: epidemiology, indications, timing, technique, and outcomes. Respir Care. 2014 Jun;59(6):895-915

40.Higgins KM, Punthakee X. Meta-análise comparativa de traqueostomia aberta versus percutânea. Laryngoscope 2007;117(3):447-454.

41.Wenig BL , Applebaum EL. Indicações e técnicas de traqueotomia. Clin Chest Med. 1991;12:545-53.

42.McWhorter AJ. Tracheotomy: timing and techniques. Curr Opin Otolaryngol Head Neck Surg, 2003 ;ll:473-9.

43.De Leyn P, Bedert L, Delcroix M, Depuvdt P, Lauwers G, Sokolov Y, Van Meerhaeghe A, Van Schil P; Associação Belga de Pneumologia e Associação Belga de Cirurgia Cardiotorácica.Traqueotomia: revisão clínica e diretrizes. Eur J Cardiothorac Surg, 2007;3:412-21.

44.Walts PA, Murthy SC, DeCamp MM. Técnicas de traqueostomia cirúrgica. Clin Chest Med. 2003;24:413-22.

45.Carrón JD, Derkay CS, Strope GL, Nosonchuk JE, Darrow DH. Pediatric tracheotomies: changing indications and outcomes. Laryngoscope. 2000;110:1099- 104.

46.McLaughlin J, Iserson KV. Emergency pediatric tracheostomy: a usable technique and model for instruction. Ann Emerg Med. 1986 ;15:463-5.

47.Mitchell RB, Hussey HM, Setzen G, Jacobs IN, Nussenbaum B, Dawson C, et al. Declaração de consenso clínico: cuidados com a traqueostomia. *OtolaryngolHeadNeck Surg.* 2013; 148:6-20.

48.Donzelli J, Brady S, Wesling M, Theisen M. Secreções, estado de oclusão e deglutição em pacientes com um tubo de traqueotomia: um estudo descritivo. Ear Nose Throat J 2006; 85:831.

FIGURAS

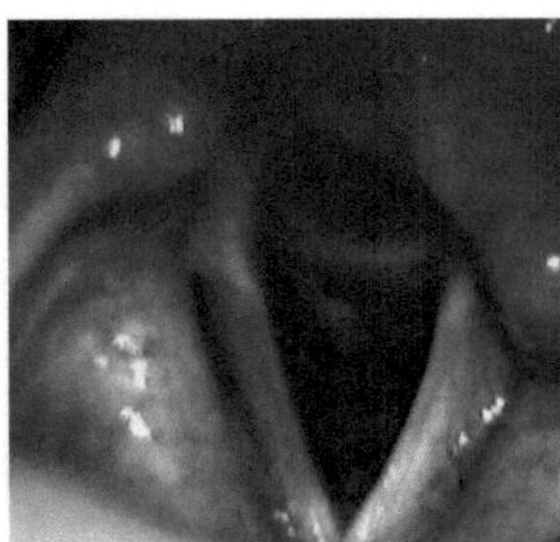

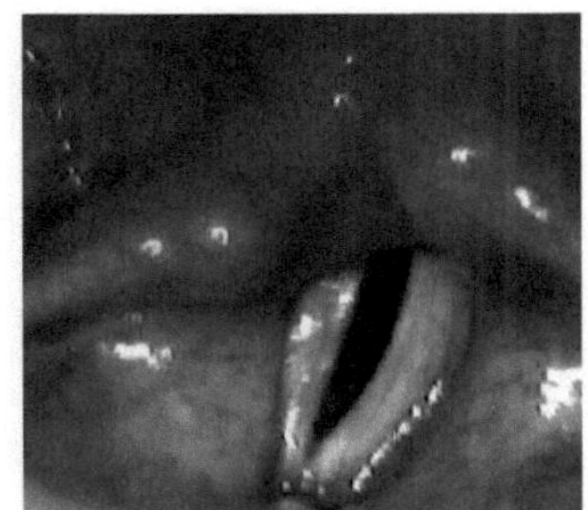

1A. 1B.

Figura 1. Visão endoscópica de paralisia unilateral da prega vocal esquerda durante a inspiração (A) e fonação (B). A insuficiência glótica é evidente na Figura IB.

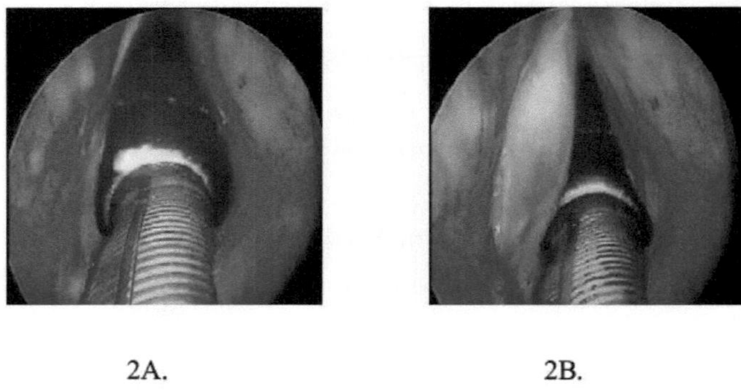

2A. 2B.

Figura 2. Injeção de ácido hialurónico na prega vocal esquerda (A. pré-injeção, B. pós-injeção)

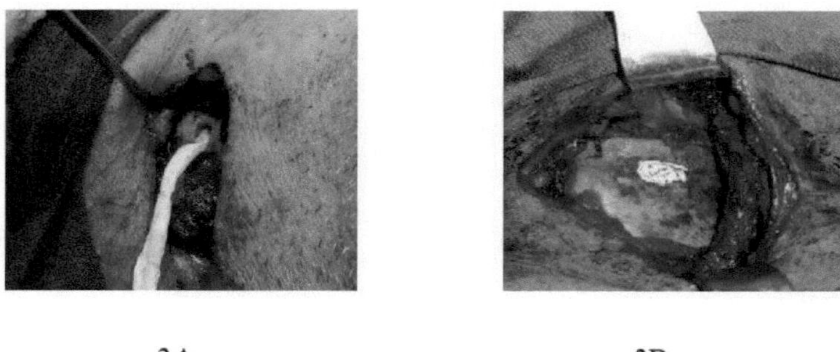

3A. 3B.

Figura 3. Tromboplastia de medialização com folha *de GORE-TEX "*. (A. Durante a inserção, B. A janela da tiroide está cheia com *GORE-TEX®* adequado*).*

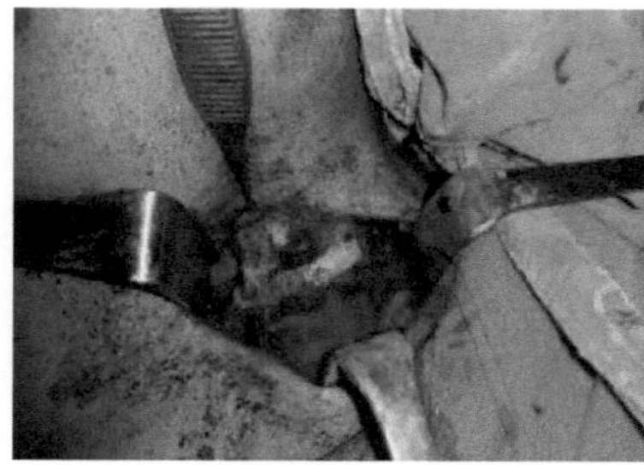

Figura 4. Janela de tiroplastia na lâmina da cartilagem tiroide e a sutura de adução da aritenoide passa através da janela durante a adução da aritenoide com procedimento de tiroplastia tipo 1.

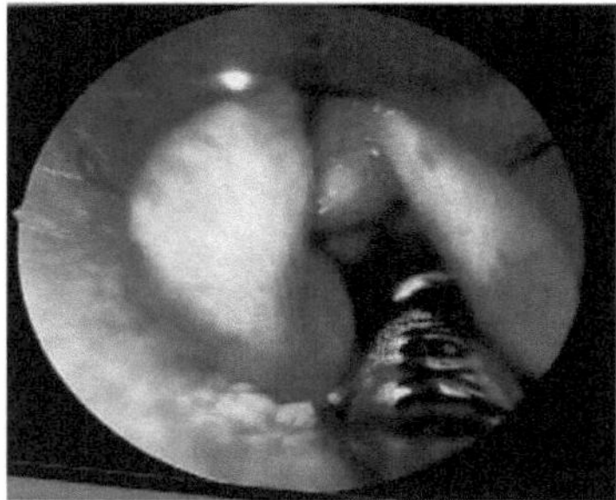

Figura 5. Visão laringoscópica direta da lateralização da sutura da prega vocal esquerda para paralisia bilateral de prega vocal realizada no segundo dia pós-tireoidectomia.

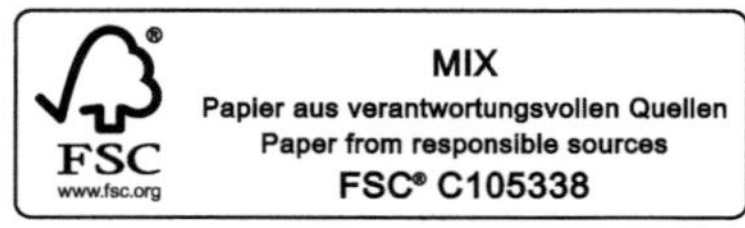

Printed by Books on Demand GmbH, Norderstedt / Germany